ヘバーデン結節　腱鞘炎《けんしょうえん》　関節リウマチ…

手のしびれ・指の痛みが一瞬で取れる本

富永ペインクリニック院長・
医学博士
富永喜代

青春出版社

序　誰もわかってくれない手と指の痛みが自分で治せる

私のクリニックには毎日、手や指の痛みに苦しむ方がたくさんいらっしゃいます。

「包丁で野菜を切る時に手が痛くてしかたないんです。とくにカボチャやニンジンなど硬いものを切るとひどく痛みます」

「料理で炒めものをする時、フライパンをあおると手にズキッと痛みが走ります」

「普段から指が痛いので、スーパーから重たい袋を持って帰るのがしんどいです。袋の持ち手が指にグイグイ食い込んで、何度も袋を置いて休まないと家に帰り着けません」

「朝起きた時、手や指がむくんでいます。こわばって動かしにくいのも心配です」

「パソコンのキーボードを打ったり、字を書いたりしていると、どんどん指が痛くなってきます。でも仕事なのでやらないわけにもいかなくて……」

このように、痛いと感じるシーンや症状はさまざまです。

手や指は誰でも毎日必ず使うものです。それなのに動かすたびにズキズキ痛んだり、ジンジンしびれたりするのですから、みなさん四六時中つらい思いをされています。

そこで病院を受診すると、問診やレントゲン撮影の後で、

「関節が変形していますね。老化現象ですから、なるべく手を使わないようにして安静にしてください」

などと言われて、痛み止めの薬や湿布薬《しっぷやく》を処方されます。それで症状が治《おさ》まればいいのですが、実際は、

「病院で言われたとおりに薬をのんで湿布をしているけれど、ちっとも良くならない」

「年のせいだと思って我慢するしかないのかな」

「この症状を治してくれる医者はどこにもいないのか」

と、嘆いている方が大勢いるのです。

年齢に伴って関節が変形すること、痛みに対しては安静が一番であること、そして痛み止めの服用――診断は間違いではなく、みなさんが安静や服薬を実行して症状が治まるのであれば、何の問題もありません。ところが、これらの治療が効かない方がたくさんいます。

とにかくこのつらい痛みやしびれを楽にしてほしい、生活に支障が出ているからどうにかしてほしいと望んでいるのに、それが叶わなければ、残念ながら、それは手や指の痛みに悩む方にとって望ましい治療法とはいえません。

くり返しますが、手や指は毎日使うものです。手や指を使わない生活はほぼ不可能なのに、「使わないようにしてください」では、毎日何もしないで過ごしなさいと言っているのと同じ。

家事、仕事、子育てなど、さまざまな役割をになっている方たちにとっては、あまりにも現実離れしたアドバイスです。痛み止めの内服薬や湿布薬も、目ざましい効果を得られるとは限りません。

また、痛みやしびれは主観的なものですから、まわりの人になかなかわかってもらえず、なおさら苦しい思いをします。

手や指を思うように動かせないために家事などが滞《とどこお》っているのに、家族に怠《なま》けていると言われて落ち込んでいる方々を私は何人も診てきました。

そして、手指の痛みは症状が進むと指が変形する場合があり、見た目の変化にショックを受けて気持ちが後ろ向きになってしまうケースも多く見られます。

では、手や指の痛みやしびれ、こわばりが起きてしまったらどうすればいいのでしょうか。

家事も仕事もやめてじっとしていますか？

年齢のせいだからしかたがないとあきらめますか？

効果を実感しないまま痛み止め薬をのんだり湿布を貼ったりし続けますか？

いいえ、もうそんな必要はありません。本書でご紹介する「10秒神経マッサージ」を、ぜひ実行してください。

10秒神経マッサージとは、これまで私が手や指の痛み、しびれに苦しむ多くの方々を診察・治療してきた経験をもとに開発したオリジナルのマッサージ法です。診察室

もう手や指の痛み、しびれを我慢しなくていい！

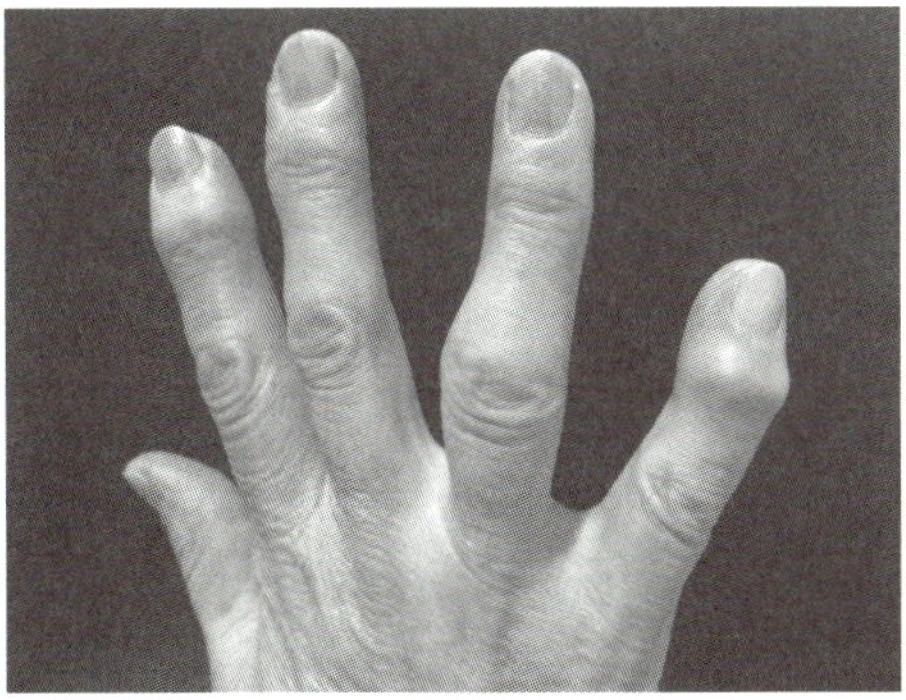

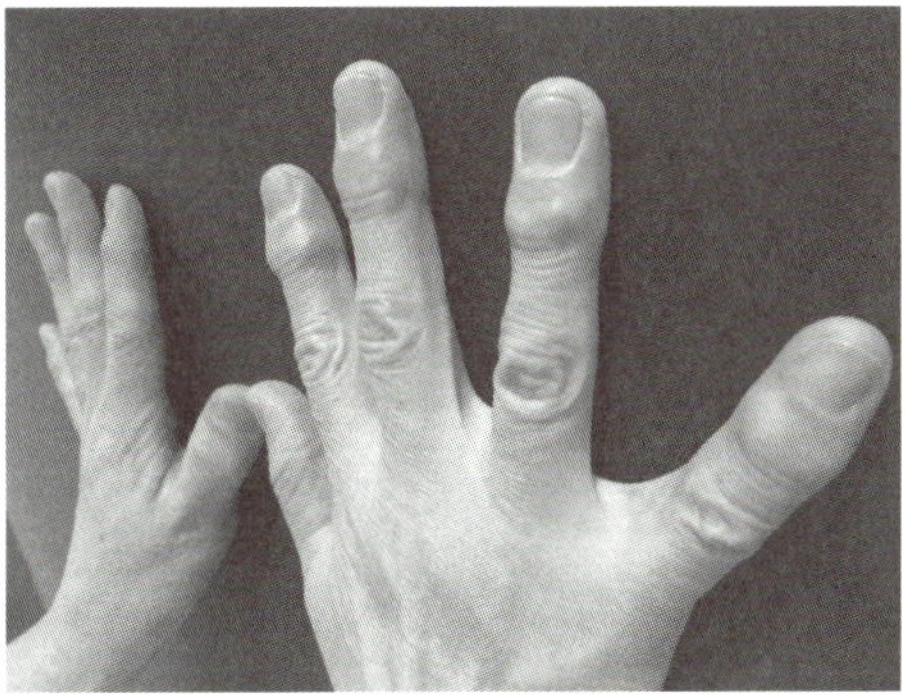

写真は、手指の関節が変形し、曲がってしまうことで痛みやしびれが生じる「ヘバーデン結節」（62ページ）。

で方法をお話しするだけで、みなさんご自宅で簡単に実践しています。

安全で副作用もなく効果の高い方法であるうえに、かかる時間はたったの10秒。特別な道具も、薬もいりません。もちろんお金もかかりません。大人だけでなく、スマートフォン（スマホ）やゲームなどのやりすぎで痛くなった子どもの手指にも効きます。

手や指の痛みやしびれを我慢するのはもうやめましょう。誰にでもできる簡単で安全なマッサージの効果を、あなたも今日からさっそく体感してください。

あきらめていた手や指の痛みは、自分で取ることができる

私は愛媛県松山市でペインクリニックを開業しています。

「ペインクリニック」という診療科名を初めて聞くという方もいらっしゃるでしょう。ペインクリニックとは、体のいろいろな部分の痛みを専門的に治す病院です。「ペイン」は英語で「痛み」を表し、文字どおり、いま苦しんでいる痛みを取り除いたり、やわ

らげたりすることに特化しています。

四国という場所であるにもかかわらず、全国から痛みに悩む患者さんが私のクリニックにいらっしゃいます。つらい痛みを抱える方がどれほど多いのか、おわかりいただけると思います。

では、ペインクリニックでは痛みをどのように取り除いているのでしょうか。そのポイントは、神経です。

人間は、体の痛みを神経を通じて感じています。骨や関節が痛みを感じるのではありません。痛みが起きた瞬間、神経が脳に痛みを伝えることによって、私たちは「痛い！」と自覚するのです。つまり、神経が痛みを脳に伝えないようにできれば、いくら骨が変形していても痛みを感じずにすむわけです。

ペインクリニックではこの体のしくみを上手に利用して患者さんの痛みを取り除きます。代表的な治療法は神経ブロック注射です。

注射というと血管の中に薬剤を注入するイメージですが、神経ブロック注射はそうではありません。痛みで過敏になっている神経そのものに働きかける治療法で、神経に作用するポイントに局所麻酔薬を注入して痛みを取り去ります。

私のクリニックでは、まず問診をして、痛みの起きた時期や感じている痛みの強さ、日常のどんなことに困っているかなどを伺い、時にレントゲンなどを使って重症度の診断をつけてから、必要に応じて神経ブロック注射をおこないます。この注射によって一定期間、神経が痛みを感じない状態にすることができるのです。

こう書くと、

「一時的に痛みを取るだけで、根本的な治療になっていないんじゃないか？」

と言われることがありますが、そうではありません。

人によって骨や関節の強さや、酷使してきた度合いは異なりますが、基本的に、手や指の痛みの要因は「使いすぎ」です。残念ながら、どんなケースでも骨や関節をそれほど使っていなかった若いころの状態に戻すことはできません。

ただし、神経ブロック注射によって痛みがなくなれば、関節が動かしやすくなります。すると、滞っていた血流が良くなり、筋肉や血管の緊張がほぐれ、症状も改善していくのです。

また、家事や仕事など、痛みのせいでできなかったこともできるようになり、生活の質が見違えるほど良くなって、みなさん、前向きな気持ちや明るさを取り戻してい

あきらめていた手指の痛みが
10秒神経マッサージで消えた！

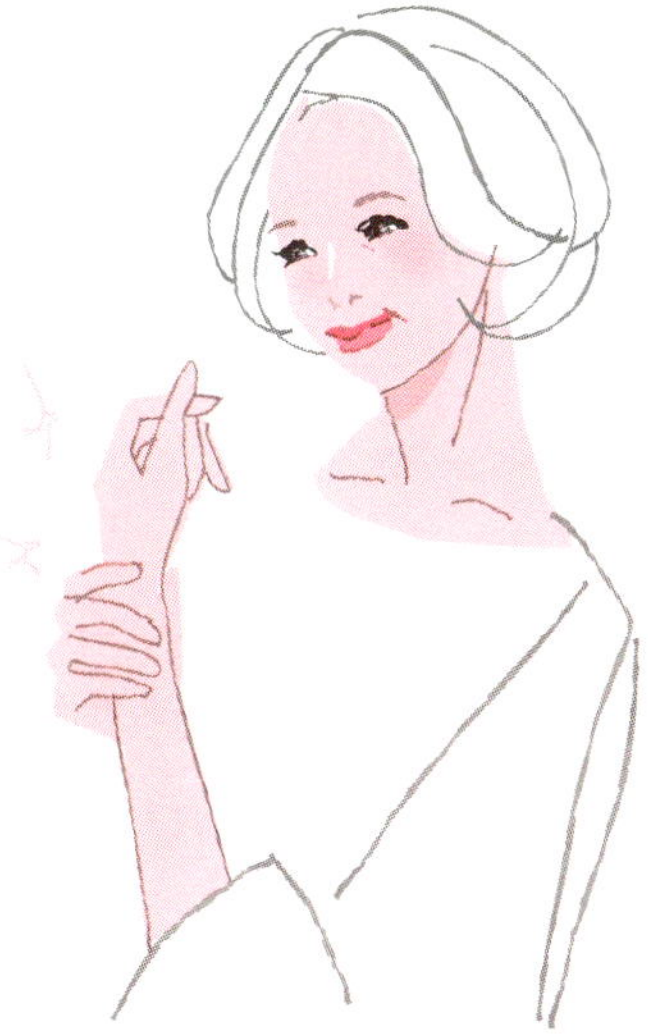

10秒神経マッサージなら誰でも安全にできて、即効で痛みを取ってくれる！
痛みのためにできなかったことが、できるようになる！

きます。

そんなメリットのある神経ブロック注射ですが、一つ難点があります。それは医師にしかできないということ。そこで「10秒神経マッサージ」の登場です。

私の開発した「10秒神経マッサージ」もまた、痛みを伝える神経にアプローチできる方法です。痛みの専門医院としてたくさんの人々を治療してきた経験から編み出したこのマッサージを実践した方々からは、

「好きな時に自分でできるマッ

サージで痛みが軽くなるので、とても助かる」

というお声をたくさんいただいています。

痛みを取ることは単なる対症療法ではありません。痛みがなくなることは、痛みに悩む方々にとって、苦しみのあまり何の希望も持てなくなっていた人生を再びイキイキと輝かせるほどの力があるからです。

手や指はとくに痛みを感じやすい。だからこそ……

痛みは、神経がそれを感じて脳に伝えることで自覚されるとお話ししました。

脳には神経から伝わってきた痛みなどの刺激をとらえる感覚野《かんかくや》という部分があります。この感覚野のうち、手や指の感覚に対応する部分は、とても大きいことがわかっています。

そのため、脳は手や指のさまざまな感覚を鋭敏にとらえるので、私たちは手や指の

毎日使う手や指は、どこよりも痛みを感じやすい部位だった

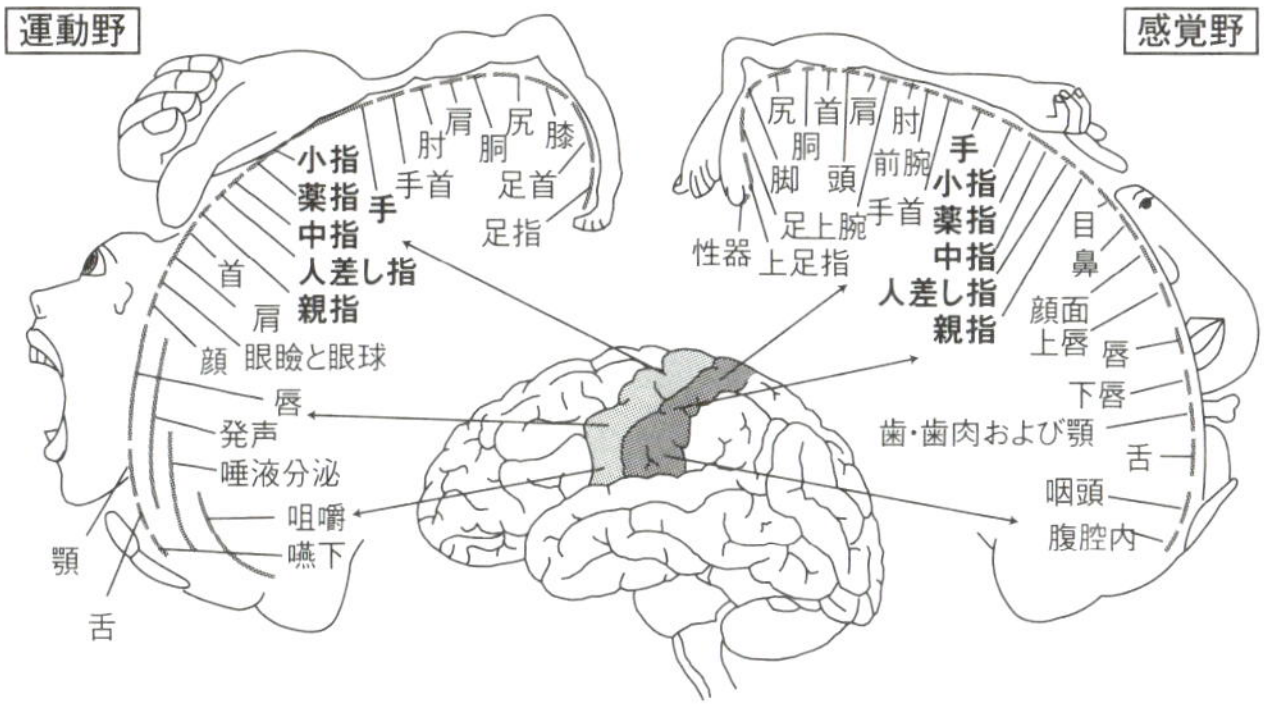

脳の中の、感覚を感じ取る「感覚野」、筋肉に指令を出す「運動野」の約４分の１を、手と指が占めている。それだけ手と指は痛みにも敏感ということ。

＊一次感覚野（中心後回）、一次運動野（中心前回）の身体局在応答部位 (W.Penfield and T.Rasmussen:The Cerebral Cortex of Man.The Macmillan Company 1950:)

痛みやしびれを、体のほかの部位以上に強く感じやすいのです。

だからといって、手や指を使わずに生活することはできません。

痛みがある時は安静にしたほうがいいというのは正論ですが、何もしないわけにはいかないのが現実です。

手や指は一生使っていく、非常に大切な部位です。だからこそ痛みをがまんし続けるのではなく、まずは自分でケアすることが重要なのです。

目次

目次

3章　手と指の病気・症状別 10秒神経マッサージ　57

目次

5章 手のしびれ・指の痛みを改善する日常習慣 109

目次

編集協力／会田次子
本文イラスト／Ｔａｋａｋｏ
本文ＤＴＰ／エヌケイクルー

1章

10秒神経マッサージで手と指の痛みが消えた！

10秒神経マッサージが具体的にどんな治療法なのかをご紹介する前に、まずは実際に10秒神経マッサージで手や指の症状を改善された方々の体験記をご紹介しましょう。10秒神経マッサージがいかに誰にでも簡単にできて、安全なものか。そして、それまで長年にわたって悩まされ続けてきた手や指の痛み、しびれを楽に取ってくれる効果的なマッサージなのかを感じていただけるはずです。

工場で手を酷使しながらも、指の関節痛が大幅に改善

Y・Mさん（47歳・女性／製造業）

Y・Mさんは5年以上、左右親指の慢性的な関節痛がひどく、かかりつけの病院で処方された痛み止めの薬を長期間のんでいました。しかし効果は薄く、指の痛みは家事に支障をきたすほどの状態で、とくにフライパンでの調理の際は激痛が走ります。痛み止め薬の副作用による胃痛も悩みのタネでした。

冷凍スイーツの製造工場にお勤めで、担当はクレープです。薄く焼いた生地《きじ》にホイップクリームを搾って果物と一緒に巻くという作業を大量に長時間こなし、手や指を酷使する毎日です。しかも食品製造現場ゆえに室温が低く設定されており、その寒さは夏場でも震えるほどという職場環境でした。

私のクリニックを受診された時は、「親指が痛くて力を入れられず、ペットボトルのふたも開けられません」という状態でした。そこで「痛みがまったくない状態を0、死ぬほど痛い状態を10とすると、いまの痛みはどれくらいですか?」と、お尋ねしました。

この評定法は「バススケール（VAS＝Visual Analogue Scale＝10を最高値とする痛みの指標）」といって、患者さんの感じている痛みの強さを数字にして、医師と共有するための指標です。通院のたびに答えていただくことで痛みの変化がわかり、適切な治療をおこなうことができます。

初診時のY・MさんのVASは6でした。そこで「10秒神経マッサージ⑤～指」（50ページ）をメインに、痛み止めの内服薬の種類も変えて治療を開始すると、1週間でVASが2～4、1カ月経過時のVASは1～3となり、痛みがつらい日と楽な日の差は多少あるものの、手が全体的に楽になったとのことでした。

かかりつけ医が処方した痛み止めは、急性の痛みに対応する薬でした。Y・Mさんのような3カ月以上続く慢性的な痛みには効かず、量も多すぎました。そこで慢性疼痛《とうつう》（95ページ）を抑える内服薬を新たに処方し、適量を服用していただいたところ、手指の痛みだけでなく、常に気になっていた胃痛とムカツキもなくなったと喜んでおられました。

もともと行動的な方なのに、手指の痛みで活動が制限されて大きなストレスを感じていました。治療後は手指を楽に動かせるようになって、趣味のバドミントンができるようになり、表情まで明るくなりました。

何もしていない時も痛かった指が、自在に動かせるようになった

Y・Hさん（47歳・女性／専業主婦）

手指の第1関節が変形し、曲がってしまう「へバーデン結節」（62ページ）。強い痛

みはもちろんのこと、常に人目にさらされる指が変形することが、患者さんの大きなストレスとなります。

また、症状に悩みながらも、どこの病院で診てもらったらいいかわからずに困っている方が多いのもこの病気の特徴です。

私のクリニックではこの疾患に悩む患者さんを専門的に診る「ヘバーデン結節外来」を開設しています。フェイスブックやホームページの情報を見て来院される方もいらっしゃいます。

Y・Hさんは、そんな当院のヘバーデン結節外来のフェイスブックをご覧になって来院されました。

長年、手や指を続けて使うと痛みを感じるという状態が続いていました。2年前に症状が悪化して手指が腫《は》れ、左手の薬指と小指を動かすと第1関節が強く痛んで、つらくてたまらなかったそうです。

その後、何もしなくてもズキズキと痛むようになったのをきっかけに、整形外科を受診しました。

しかし、痛み止め薬や湿布はあまり効果がなく、家事をしないわけにもいかないため、医師の指示である「安静」もなかなか実行できずに悩んでいました。また、指の変形が強く、「その指、どうしたの?」と人に聞かれることが心の負担にもなっていました。

当院を受診されたときは、手指を少し曲げるだけでVASは5〜6。肩甲骨周辺を中心とした肩こりも強い状態でした。

そこで「10秒神経マッサージ⑤〜指」(50ページ)を中心に、ほかのマッサージもあわせて実行していただくと、治療開始1週間で、痛みは残るものの指が普通に曲がるようになり、気になっていた起床時の手のこわばりも改善していました。VASは3〜4に低減しました。

さらに、2週間たつと指の腫れがだいぶ引いてきました。痛みはVAS2〜3にまで緩和しました。

治療開始3週間後には「何もしなくても痛い」状態がなくなり、「家事で指を使うと少し痛い時もある」程度にまで落ち着きました。

10秒神経マッサージが存分に効果を発揮し、患者さんの苦しみをやわらげられたことを、とてもうれしく感じた経験でした。

痛くてまったく握れなかった手で、楽々「グー」ができるようになった喜び

H・Hさん（67歳・男性／会社員）

「手が腫れぼったくて、握りにくいような気がする」

何となくの違和感から始まったＨ・Ｈさんの手の症状は、２年前から急に悪化しました。指を動かしたり手を握ったりすると強い痛みを感じるようになり、近所の整形外科を受診しましたが、処方された痛み止め薬と湿布では効果を感じられません。

納得がいかず、もっといいお医者さんがいるのではと、いくつも病院を渡り歩くも症状は改善せず、「病院に行っても、この手は治らないんだ」と、すっかりあきらめの境地だったといいます。やがて、右手指先のしびれの症状も加わり、指が徐々にふしくれだって変形。仕事にも日常的な動作にも不自由するようになりました。

そんなある日、愛媛県松山市在住のご友人が、出張でＨ・Ｈさんの住む東京都大田区を訪れました。ご友人はＨ・Ｈさんの手指のぎこちない動きや変形を目《ま》の当たりに

して非常に驚かれたそうです。後日、そのご友人が当院のへバーデン結節外来の口コミを聞きつけ、「これはＨ・Ｈさんの症状と同じでは？」と気づいて受診を勧めました。愛媛県と東京都という距離もなんのその、この指の痛みが治るならとＨ・Ｈさんはご友人とともに外来にいらっしゃいました。

診察すると、左手の中指にばね指（58ページ）、左右の手指にへバーデン結節が見られました。レントゲン撮影により、頸椎《けいつい》（首の骨）の自然なカーブが消失したストレートネックの状態であることも判明しました。手指の神経は首からきているため、頸椎に異常のある方に手指の痛みが起きるケースはとても多いのです。

ともかく日常生活にも支障をきたしている状態なので、すぐに症状を改善しなければなりません。「10秒神経マッサージ⑤〜指」（50ページ）など複数のマッサージを組み合わせ、ブロック注射を併用して治療をおこなったところ、瞬時に手指を自在に動かせるようになりました。そして痛みのため少しも握れなくなっていた手でギュッと「グー」をすることもできるようになり、とても喜んでいただきました。

ご自宅でできる10秒神経マッサージはいま、Ｈ・Ｈさんの拠《よ》り所となっており、少し不調を感じたらすぐに実行することで、問題なく過ごしていらっしゃいます。

指の痛みに即効！ 首の痛み、肩こりも解消

S・Eさん（32歳・女性／自営業）

中学生時代から肩がこっていたというS・Eさん。2歳のご長男に続き、2人目の男の子を出産されたばかりで、あわただしい毎日を送っていらっしゃいます。

ある朝、布団から起き上がろうとした時に首の後ろに痛みを感じて動かせなくなり、腕や手指も痛むと私のクリニックを受診されました。軽く首を後ろにそらしただけで、首から右腕、手、指までが鋭く痛みます。赤ちゃんと上のお子さんのお世話は待ったなしですし、家事もこなさなければならず、疲労が極限に達しておられました。

問診と検査の結果、頸椎椎間板《けいついついかんばん》ヘルニアが判明しました。

生後2カ月の赤ちゃんを育てているので頻回の通院は難しく、「10秒神経マッサージ①～手」（42ページ）と「10秒神経マッサージ②～手首（親指側）」（44ページ）を中心にご指導しました。そしてブロック注射と内服治療もあわせておこないました。

すると、発症3日目には首を動かせるようになり、右腕と手指の痛みも軽減し、徐々

に回復に向かい始めました。

その後も1日2回ほど10秒神経マッサージをおこなっていただくと、発症1週間で症状がまったくなくなりました。首が自由に動き、腕や手指の痛みも消え、長年の肩こりもほぼゼロに。お子さんを抱っこする時にだけ少し違和感があるかな？　と思う程度にまで回復されたのです。

赤ちゃんや小さなお子さんがいらっしゃる方にとって、体調が悪い中、支度をして、替えのおむつなど必要な荷物を持って出かけるのはひと苦労です。

「何度も通院しなくても自分でマッサージすれば痛みがやわらぐので、本当に助かりました。首と手指の痛みが強かった当初は何もできなくて大変でしたが、簡単で即効性のある10秒神経マッサージのおかげで元気になれました。ママ友にも教えてあげます！」

と、うれしいお言葉をいただきました。

授乳中でものめる薬を飲んで、10秒神経マッサージを正しく効果的におこなっていただけたことで、早期回復となりました。

いかがだったでしょうか？　ここでご紹介した体験記は、10秒神経マッサージで症状が改善された方のほんの一部です。これ以外にも、多くの方々がすでに10秒神経マッサージの効果を実感されています。

また、この先を読み進めていただければおわかりになりますが、いま紹介した症状、病気以外でも、手や指の痛みやしびれ、こわばりに関わるほぼすべての症状に、10秒神経マッサージは有効です。

安全で副作用の心配もないので、手や指に悩みをお持ちの方なら試さない手はありません。

ぜひ、この本で10秒神経マッサージのコツを知って、長年の手や指の悩みを改善してほしいと思います。

2章

はじめよう！
10秒神経マッサージ

10秒神経マッサージをはじめる時の注意点

さあ、ではさっそく10秒神経マッサージの実際のやり方を紹介していきましょう。

10秒神経マッサージに必要なのは、自分の指先だけです。最大のコツは爪を立てて刺激することで、通常、指の腹や手のひらを使うツボ押しやマッサージとは、やり方が大きく異なります。

刺激した後に爪の跡《あと》が軽く皮膚に残るくらいの力加減を目安にするのが基本です。「気持ちいい」というよりは「ちょっと痛い」「イタ気持ちいい」くらいの感覚でグッと押し、こすりましょう。神経ポイント（痛みを伝えている神経に作用するポイント。後述）を直接刺激し、脳にアプローチして痛みを取り除くマッサージなので、圧《あつ》が弱すぎたり、ただ気持ちいいだけだったりすると、脳に十分な刺激が伝わらず、効果を得にくくなります。

10秒神経マッサージが痛みを取るしくみは4章で解説しますが、ようは体表の浅い

10秒神経マッサージの3つのポイント

ポイント 1
爪を立てて刺激する

指の腹ではなく、爪で神経が皮膚近くを走る「神経ポイント」をピンポイントで刺激するのが基本。ただし、皮膚を傷つけないように注意。

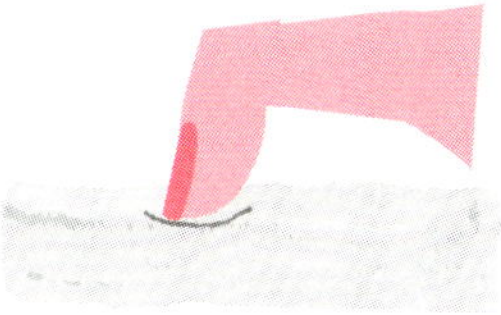

ポイント 2
「イタ気持ちいい」強さでおこなう

圧が強すぎたり、ただ気持ちいいだけでは、脳に十分な刺激が伝わらない。「ちょっと痛い（けど、気持ちいい）」くらいの感覚でおこなうのが基本。

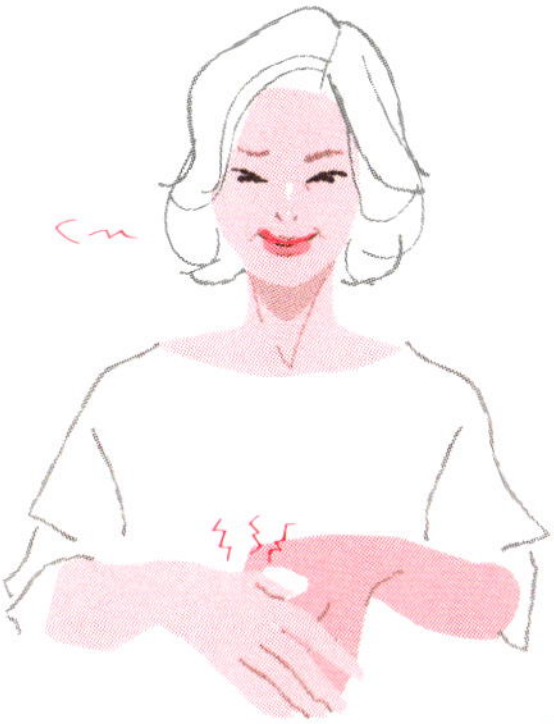

ポイント 3
10 秒続ける

長すぎると過剰な痛みの刺激により、交感神経が優位になって、痛みが取れなくなる。ただ長くマッサージすればいいというわけではない。

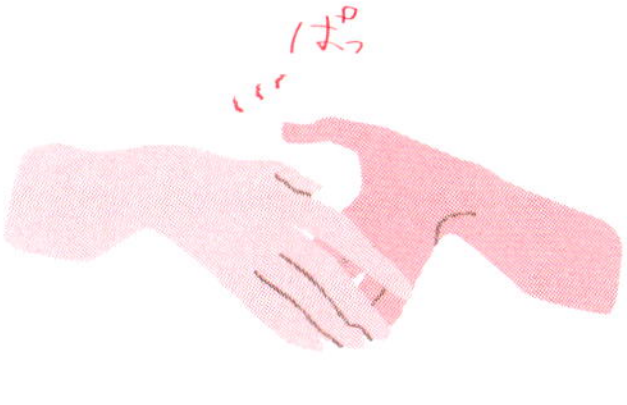

ところを走る神経に瞬発的な刺激を加えられればいいので、神経ポイントに圧を加える時間は、ほんの10秒でOKです。長すぎると過剰な痛みの刺激により交感神経が優位になって体を緊張させ、より血行が悪くなって痛みも増してしまいます。

おこなうタイミングは、痛みがひどい場合はその時に、慢性的に続いている場合は、朝と夕方の1日2回がおすすめです。やみくもに長い時間おこなったり、回数を増やしたりしても効果が高まるわけではありません。

また、爪で押すマッサージではありますが、長く尖《とが》った爪でおこなうと皮膚を傷つける恐れがあります。肌が弱い方は、強い赤みが出たり傷ができたりしていないか、様子を見ながら実行してください。マッサージをしていない時にも皮膚がヒリヒリして痛むようなら少しお休みし、皮膚が回復してから再開するようにしましょう。

そのほか、血液をサラサラにする薬である「抗血小板薬《こうけっしょうばんやく》」や「抗凝固薬《こうぎょうこやく》」を服用している方は強く押しすぎると皮下出血を起こすことがあるので注意が必要です。

10秒神経マッサージをおこなうことは自分の体と向き合うことでもあります。痛みに支配されて思いどおりに動けないもどかしさを自分で解消し、自由で快適な毎日を取り戻しましょう。

手と指の痛みを伝える3つの神経にアプローチ

手や指を動かしたり、痛みを感じるのは主に3つの神経です。「とうこつ（橈骨）神経」「しゃっこつ（尺骨）神経」「せいちゅう（正中）神経」といいます。手と指の10秒神経マッサージで刺激するのは主にこれら3つの神経の通り道です。

3つの神経が走行している場所や、それぞれの役割を見てみましょう。

1．とうこつ（橈骨）神経

とうこつ神経は、首から肩を通り指先に伸びる神経です。首から出て鎖骨の下を通り、わきの下から二の腕の骨の外側を通過して手の親指側へと走っています。

ひじの関節の曲げ伸ばし、手首をそらしたり、手指を伸ばしたりする動きなどに関わっており、手の甲側の親指、人差し指、親指のつけ根などの痛みを伝えます。

2. しゃっこつ（尺骨）神経

しゃっこつ（尺骨）神経もとうこつ神経と同様、首から出て鎖骨の下を通り、指まで伸びる神経です。とうこつ神経が、首から親指側に向かって走るのに対し、しゃっこつ神経は、首から小指側に向かって走ります。ひじをぶつけた時、ビリッと電気が走るような独特のしびれと痛みを感じるのは、衝撃がこの神経に響いているからです。手首、手指を曲げる動きのほか、親指のつけ根の筋肉以外、手のほとんどの筋肉の動きに関わっています。小指と、薬指の小指側などの痛みを伝えています。

3. せいちゅう（正中）神経

先の2つの神経と同じく首から出て鎖骨の下を通り、ひじの真ん中から、指先まで走ります。手首で手根管《しゅこんかん》というチューブの中を通過して、親指側へと続きます。

手首や手指を曲げたり、親指のつけ根の筋肉の動きにも大きく関わっています。親

手指の痛みにかかわる、主な３つの神経

❶ とうこつ（橈骨）神経

手の甲側の親指、人差し指、親指のつけ根などの痛みを伝える。

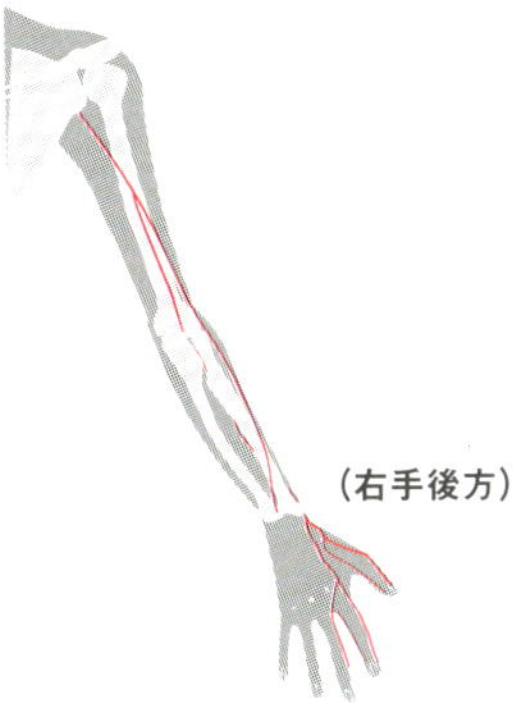

❷ しゃっこつ（尺骨）神経

小指と、薬指の小指側などの痛みを伝える。

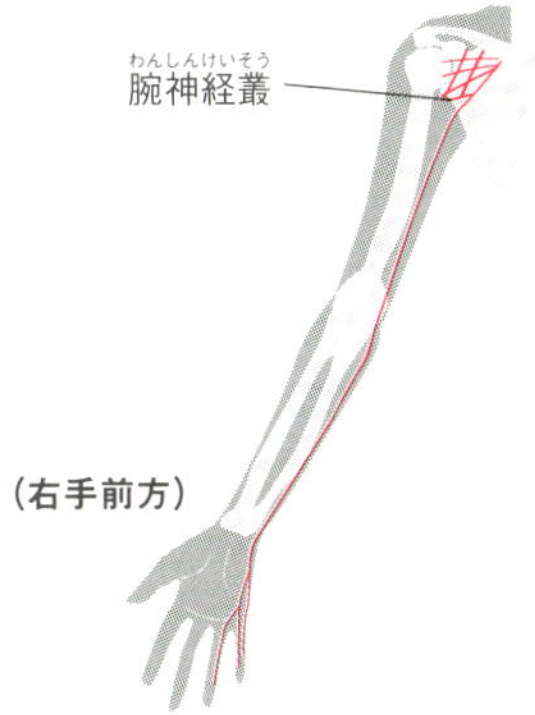

❸ せいちゅう（正中）神経

親指から人差し指、中指、薬指の中指側までの手のひら側の痛みを伝える。

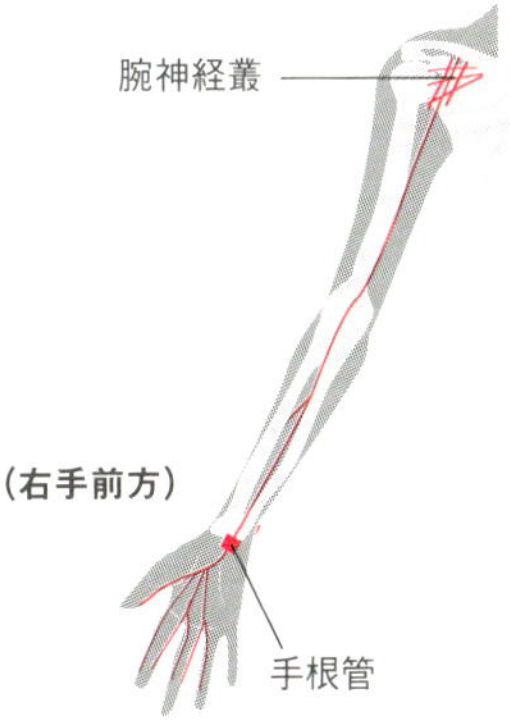

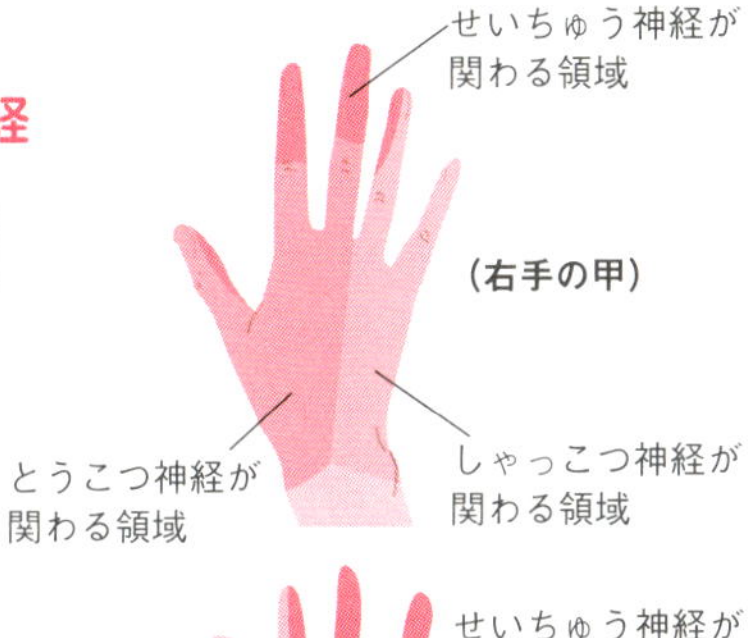

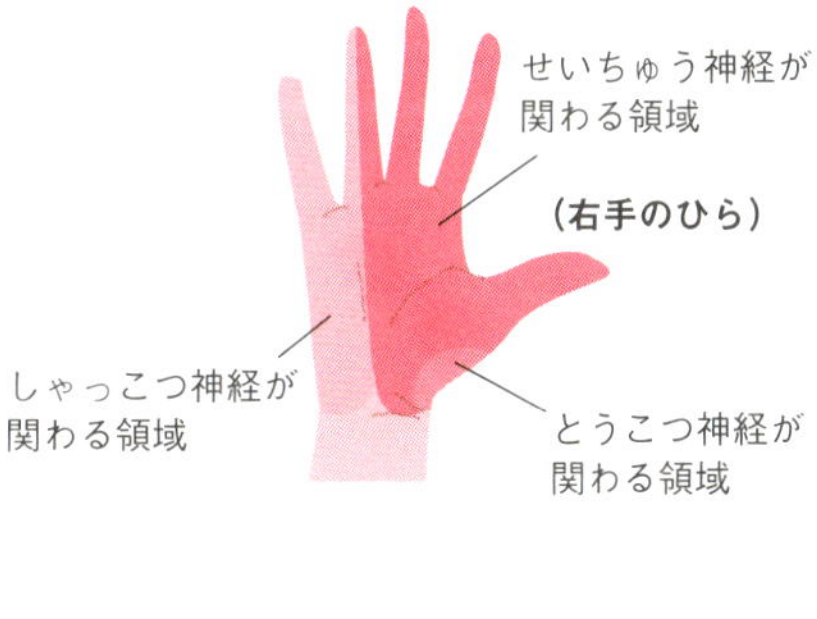

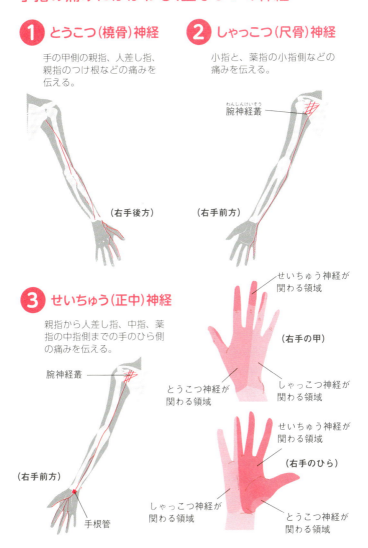

指から人差し指、中指、薬指の中指側までの手のひら側の痛みを伝えます。

神経は痛みを伝える知覚《ちかく》神経と、体の部位を動かす運動神経の2種類に分かれます。知覚神経は痛みなどの知覚情報を脳に送る役割をし、運動神経は筋肉や関節を動かしなさいという脳からの指令を末梢《まっしょう》神経に伝えます。

そして、神経解剖学では、この知覚神経と運動神経が並走する「ポイント」が存在することがわかっています。

私が開発した10秒神経マッサージでは、体表から浅い位置にあって、自分で触れることができるこのポイントを「神経ポイント」と呼んでいます。その神経ポイントを刺激することによって、痛みを瞬時に取り除くことができるのです。これが10秒神経マッサージのメカニズムです。

痛みをつかさどる知覚神経と、筋肉や関節の動きをつかさどる運動神経に一気にアプローチする10秒神経マッサージをおこなうと、長くしつこく続く慢性痛を劇的に改善することができます。痛みが気になるときに自分でどこでも簡単におこなえるのが大きなメリットです。

手と指に効く7つの10秒神経マッサージ

ここからは、10秒神経マッサージで刺激する神経ポイントと、その刺激の仕方についてわかりやすくご紹介していきましょう。

手や指の痛み、しびれに効く神経ポイントは7つです。その場所も刺激の仕方も異なります。刺激する神経ポイントには、先の3つの神経（とうこつ神経、しゃっこつ神経、せいちゅう神経）と、えきか（腋窩）神経が走っています。いずれも手指の痛みに関わる重要な神経です。

そして10秒神経マッサージなら、どの神経ポイントにも簡単に刺激を与えることができます。

10秒神経マッサージは痛みがある側の手や指、腕などにおこないます。確実な効果を得るためには圧をかけるべき神経ポイントに正確にヒットさせることが肝心なので、文章とイラストをあわせてご覧のうえ、実践してください。

10秒神経マッサージ①
～手

まずは痛みを感じる手の、人差し指の骨と親指の骨が交わるV字の地点を探します。

そのV字のつけ根から、反対側の親指の爪を立てて人差し指の骨のキワを指先方向へ押していってみると、コリコリしていて、ピリッとイタ気持ちいい感じがする場所があります。そこが「とうこつ神経浅枝《せんし》」と呼ばれる神経ポイントです。東洋医学で「合谷《ごうこく》」と呼ばれるツボの位置より、やや人差し指側ですね。

この神経ポイントが見つかったら、反対側の親指の爪で、人差し指の骨のキワを削《そ》ぐような勢いで10秒間、一気にググーッと前後に動かしながら刺激します。

ちょっと痛いと感じるくらいの強さでおこないましょう。手指の痛みを別の痛みでいっとき抑え込むイメージでやってみてください。

10秒神経マッサージ①〜手

神経ポイント

人差し指のつけ根の骨のキワ（合谷《ごうこく》のツボとは違うので注意）

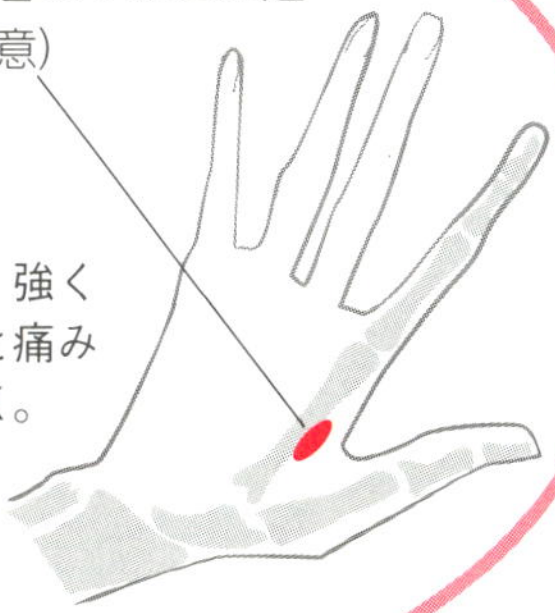

コリコリしていて、強く刺激するとピリッと痛みが走る場所ならＯＫ。

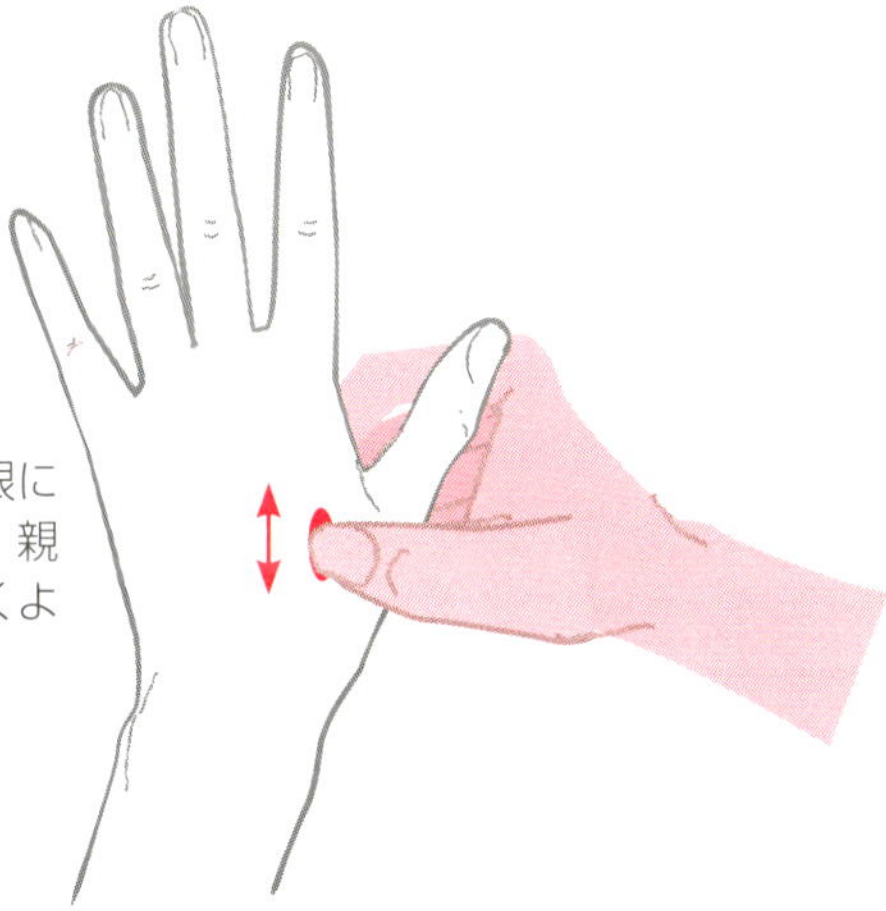

人差し指の骨のつけ根にある神経ポイントを、親指の爪でタテにしごくように刺激する。

10秒神経マッサージ②
～手首（親指側）

手首の親指側の骨の上にある神経ポイントをマッサージします。

ここを走っているのは「とうこつ神経浅枝」です。体表から触れられる手指の代表的な神経です。簡単にヒットさせやすいと思います。

まず、痛みを感じるほうの手の甲を上にして指先を伸ばします。反対側の手の親指で神経ポイントを探っていきましょう。

手をそらすと、手と手首の間に横ジワができます。その横ジワからひじ側の3㎝程度のところで、親指側の骨の上が神経ポイントです。見つけ方としては、コップを持つように親指を伸ばして広げます。そして、イラストのように、親指と人差し指の軸が交わる角度の真ん中を、まっすぐ手首のほうに伸ばします。手首のシワから3㎝のところです。刺激すると、ややグリグリした感覚があります。

この神経ポイントに親指の爪を立てて、前後方向に3㎝程度の動きで10秒間、しごくように力を入れて往復させましょう。

10秒神経マッサージ②〜手首（親指側）

神経ポイント

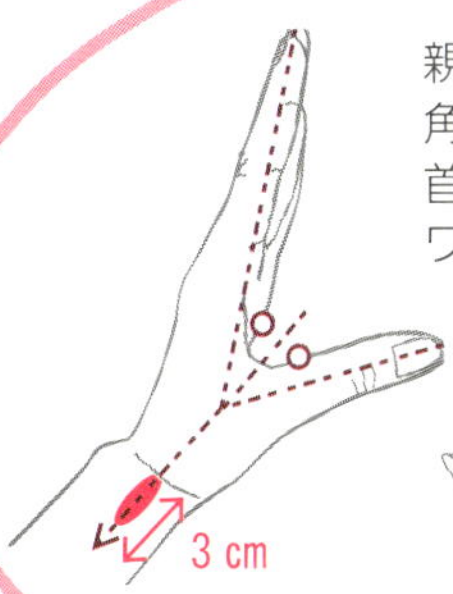

親指と人差し指の軸が交わる角度の真ん中を、まっすぐ手首のほうに伸ばす。手首のシワから３㎝のところ。

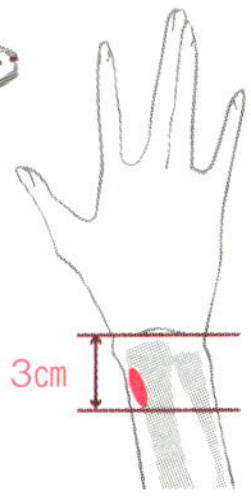

刺激するとグリグリした感覚がある。

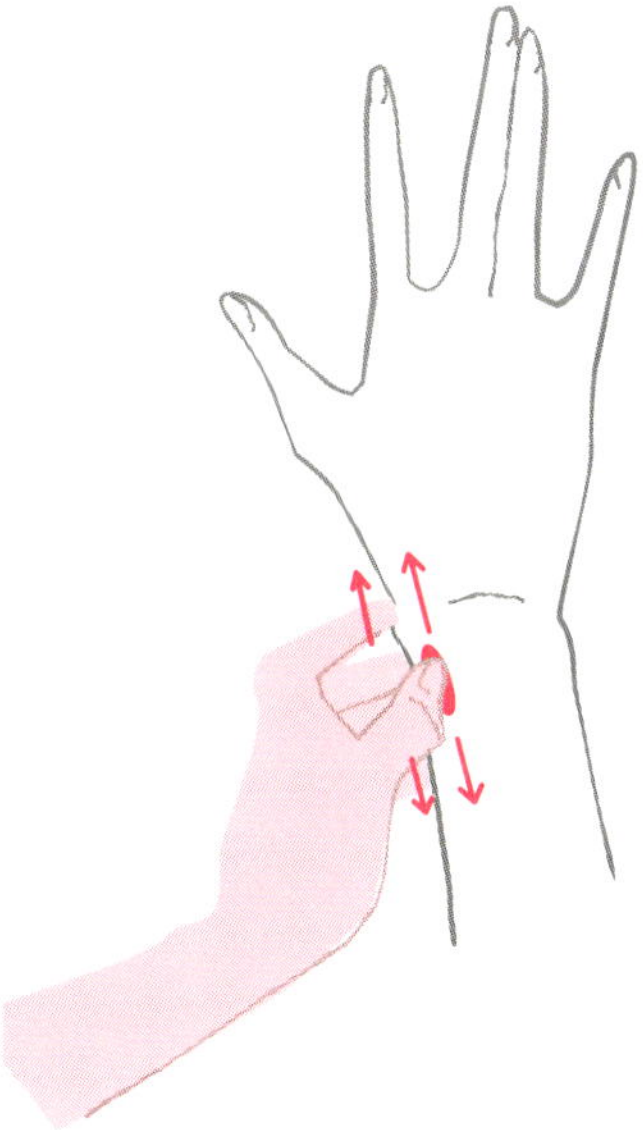

手首の親指側の骨（とうこつ）の上にある神経ポイントを、親指の爪で上からしごくように刺激する。

10秒神経マッサージ③
～わき

マッサージすると心地よい刺激を感じる神経ポイントです。

手指の痛みを感じる側のわきの下のくぼみに、反対側の手の人差し指と中指を押し込みます。親指ではさみ込むようにして、3本の指で胸の筋肉（大胸筋《だいきょうきん》）をつかむようにしながら、人差し指、中指に力を加え、ゴリゴリと強めの力で押して、刺激しましょう。

このマッサージは肩から腕、指先にいたる痛みに対して高い痛み止め効果を得られます。全部で10秒おこなってください。

わきの奥には、首から腕、指先につながる腕神経叢《わんしんけいそう》という太い神経の束《たば》があります。そこから出ている太い神経を刺激することがマッサージの目的です。大きく太い神経なので、はずすことはまずないでしょう。

ここの10秒神経マッサージは、痛みではなく気持ちよさを感じながらおこなっていただいてOKです。

10秒神経マッサージ③～わき

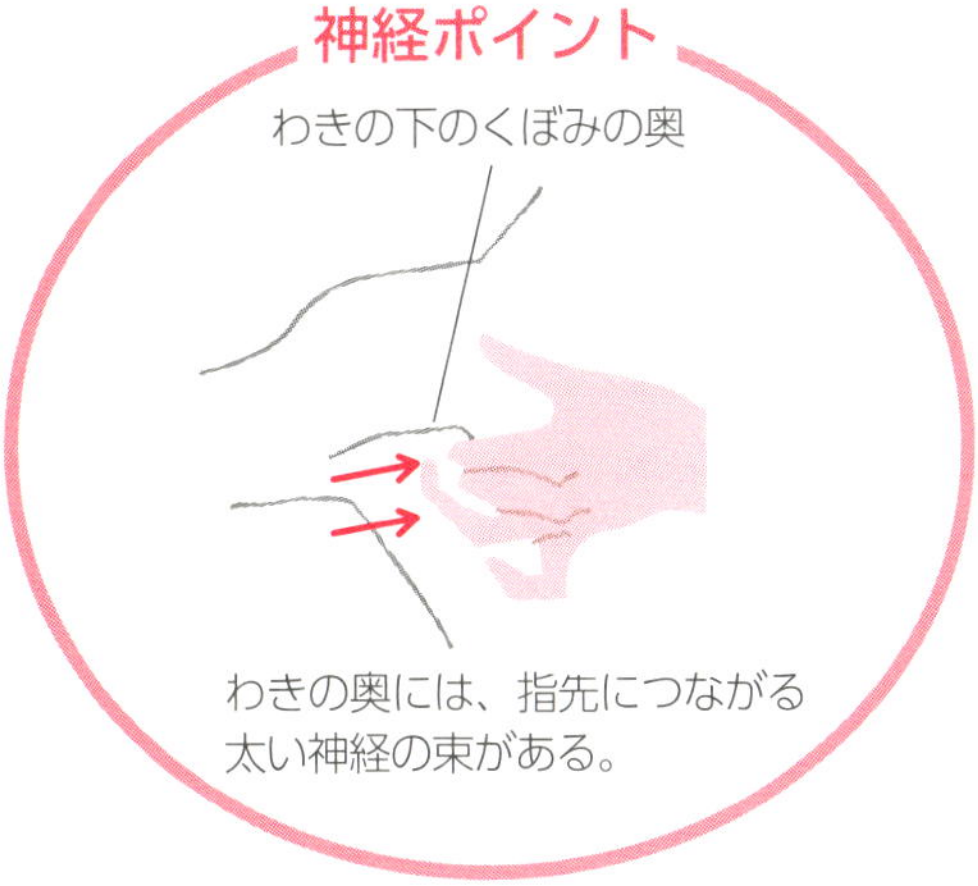
神経ポイント
わきの下のくぼみの奥
わきの奥には、指先につながる
太い神経の束がある。

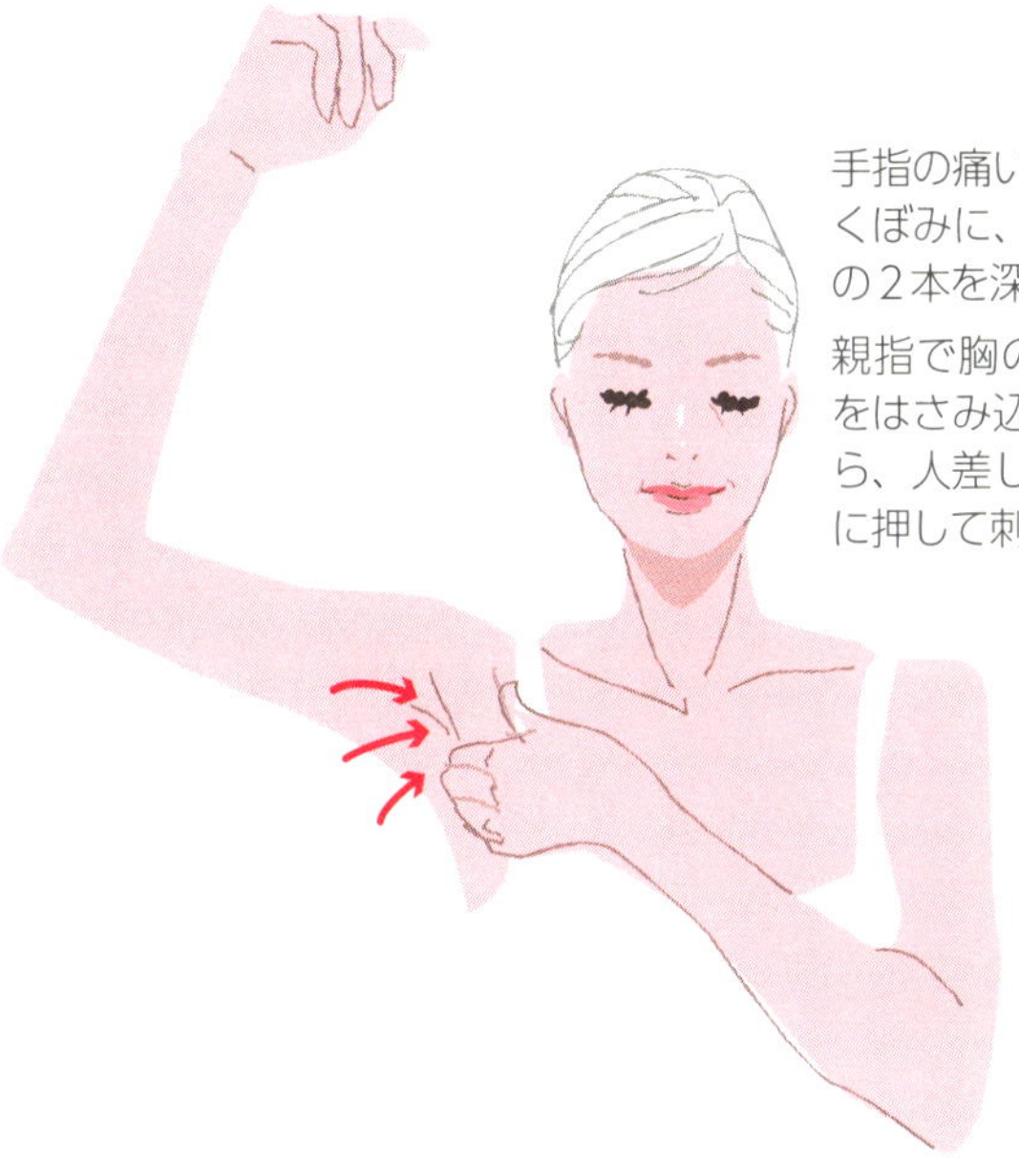

手指の痛い側のわきの下のくぼみに、人差し指、中指の２本を深く差し込む。

親指で胸の筋肉（大胸筋）をはさみ込むようにしながら、人差し指、中指で強めに押して刺激する。

10秒神経マッサージ④ 〜乳輪

ちょっとびっくりしてしまうような場所ですね。乳輪は、じつは神経線維《せんい》の末端が集中するところです。手指の痛みはもちろん、肩こり、五十肩にも意外なほど効果を感じられる神経ポイントです。

まず、手指の痛みを感じる側の乳頭《にゅうとう》（乳首）のつけ根に沿わせるように親指と人差し指を当てます。そして乳輪をつまんで、やや強く前に引き伸ばすようにします。乳頭をつままないように注意しましょう。次に、乳輪をつまんで前に引き伸ばしたまま、90度外側にひねります。強めにギュッとひねるのがコツです。くれぐれも乳頭ではなく、乳輪に刺激を与えるようにしてください。

神経ポイントの場所としては女性向けの印象があるかもしれませんが、男性にも効果的なので、ぜひ実践してみてください。

時間は10秒で大丈夫です。

10秒神経マッサージ④～乳輪

神経ポイント

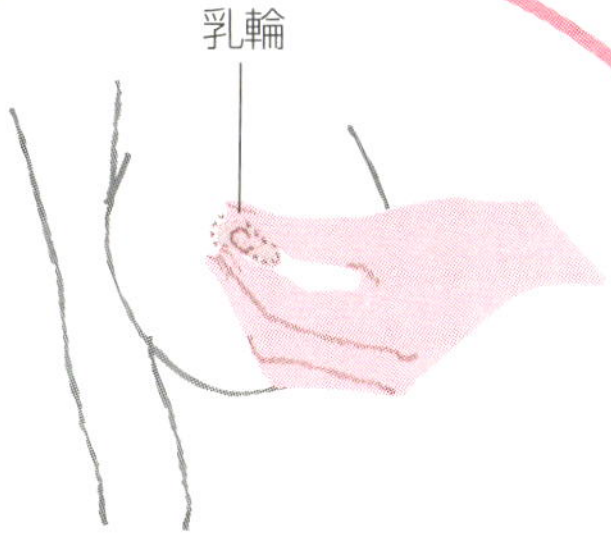

乳輪には、神経線維の末端が集中する。

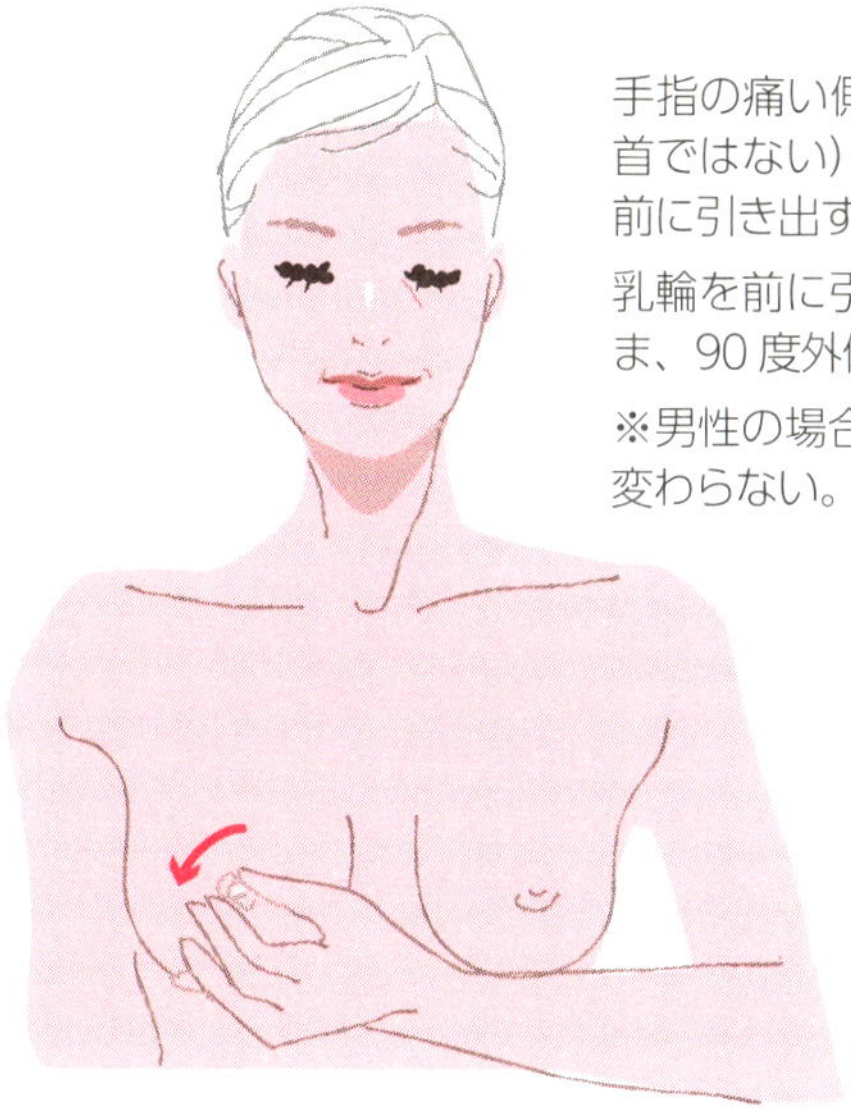

手指の痛い側の乳輪（乳首ではない）をつまんで前に引き出す。

乳輪を前に引き出したまま、90度外側にひねる。

※男性の場合でも効果は変わらない。

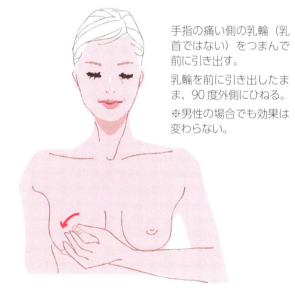

10秒神経マッサージ⑤～指

手や指の痛みにダイレクトに効く神経ポイントです。痛む指そのものにマッサージをおこなうことで高い効果を発揮します。

場所は手指の第1関節・第2関節の横ジワのわきなのでわかりやすいでしょう。親指か人差し指の爪を立てて、上下1㎝の長さを目安にしてタテ方向に10秒間こすります。関節の左右両わきをおこなってください。

指の第1関節が痛かったら第1関節のわき、第2関節が痛かったら第2関節のわきに刺激を与えるのが基本です。指全体が痛い時などは、第1、第2両方の関節わきにマッサージをおこなうと、さらに効果を感じられます。

ここのマッサージでは、つい指の腹を使ってしまいがちなので注意します。爪を立て、ちょっと痛いくらいの力で10秒刺激しましょう。

10秒神経マッサージ⑤～指

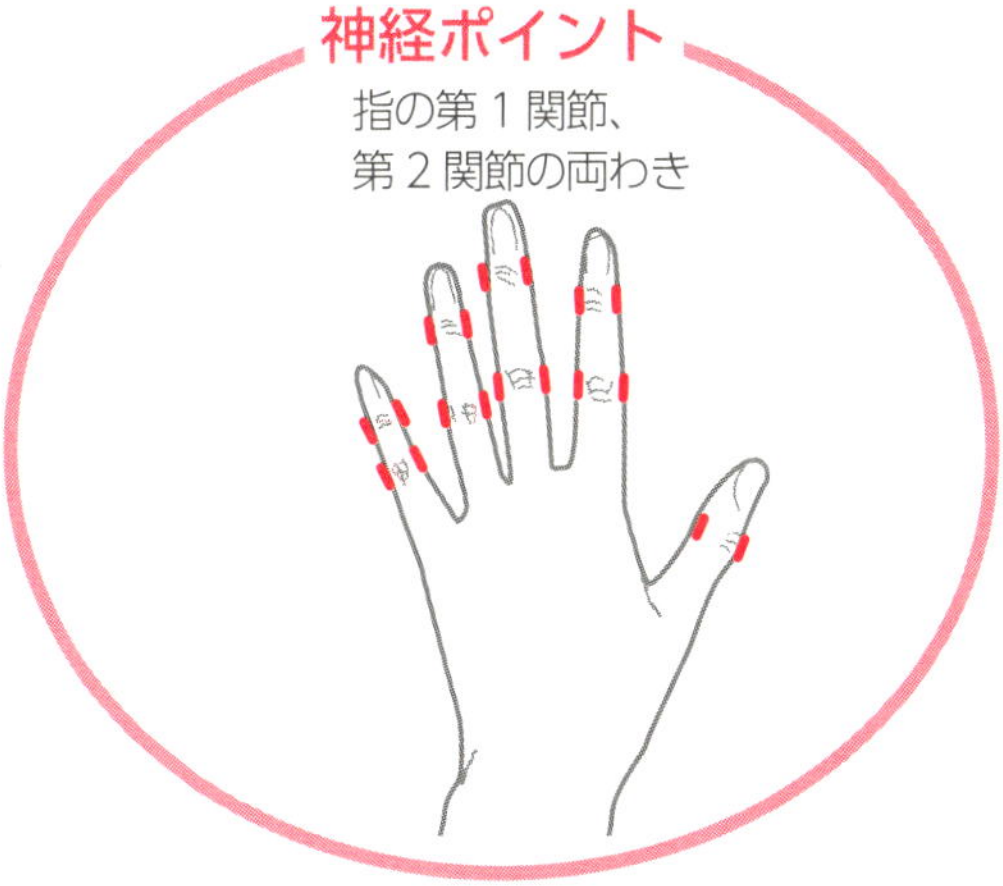

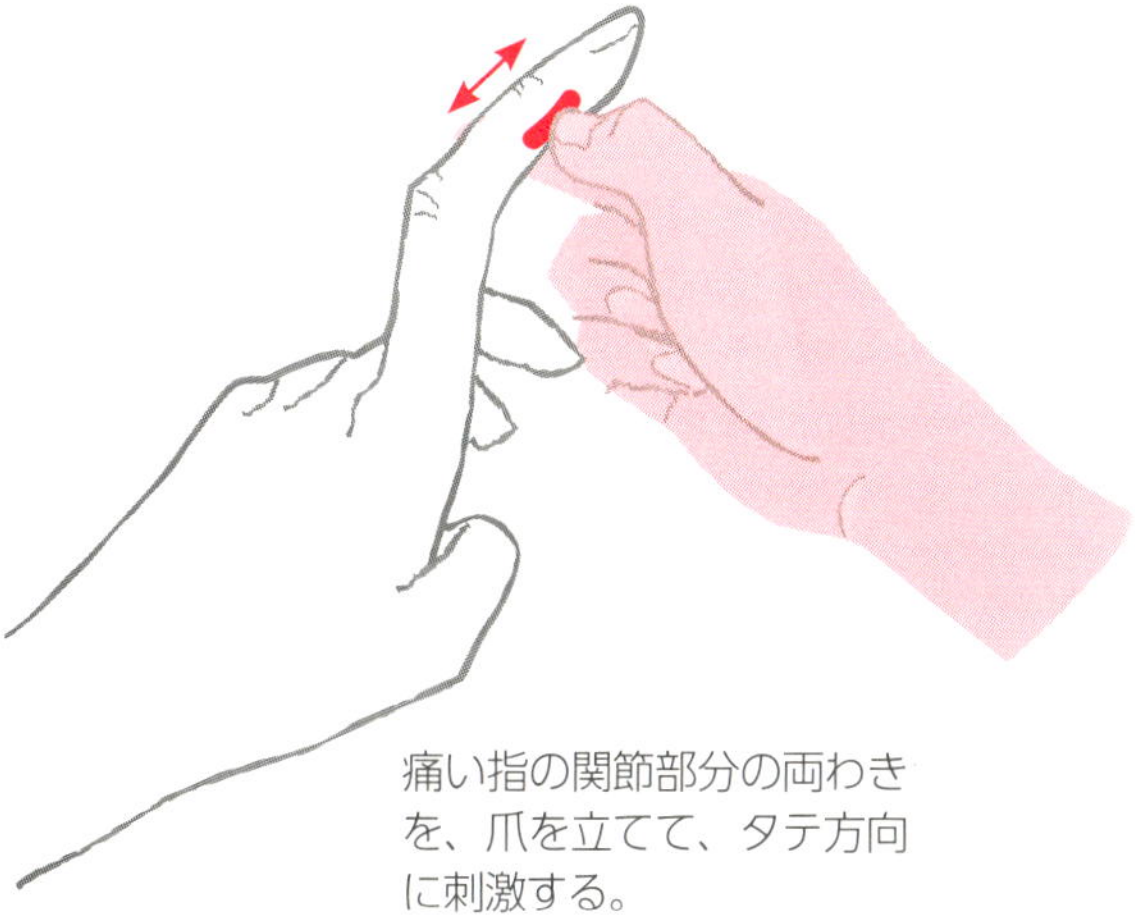

痛い指の関節部分の両わきを、爪を立てて、タテ方向に刺激する。

10秒神経マッサージ⑥ ～手首（小指側）

小指や薬指が痛い時、この神経ポイントをマッサージするとよく効きます。なぜなら、小指と、薬指の小指側の動きや感覚を支配する、しゃっこつ神経を刺激するからです。

まず、手のひらを上に向けます。手首の小指側の側面に人差し指・中指・薬指の3本を垂直に当て、骨に沿ってひじの方向へ近づけていくと、骨がくびれたように少しへこんでいる箇所が見つかります。位置の目安は、手首からひじまでの長さを4等分したうちの手首から4分の1あたりです。

指などに比べると皮下脂肪が厚いので、ゴリゴリ当たっている感覚が少ないポイントです。しかし、しゃっこつ（尺骨）というしっかりした骨がこの神経ポイントの直下にあるので、指でこすっていると骨に当たっている感覚があります。

この神経ポイントを、上下5㎝の長さで往復して10秒刺激します。骨に沿って爪でグリグリとしごくようにしてください。

10秒神経マッサージ⑥〜手首（小指側）

神経ポイント

腕の小指側の骨のキワで、手首とひじを結んだ線の、手首側から 1/4 程度の少し骨がくびれたところ

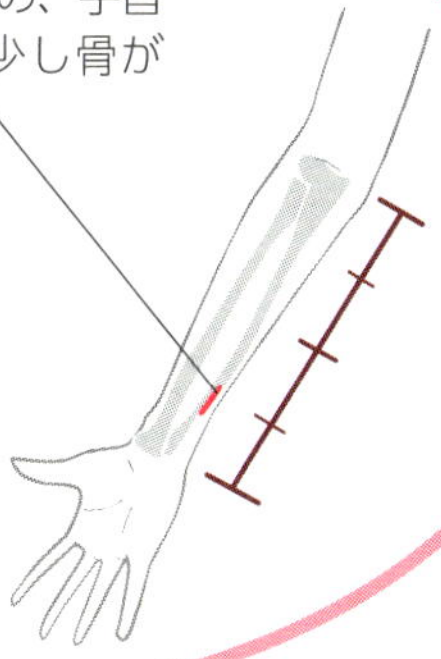

！しゃっこつ（尺骨）が直下にあるので、爪でこすっていて骨に当たっている感覚があればＯＫ。

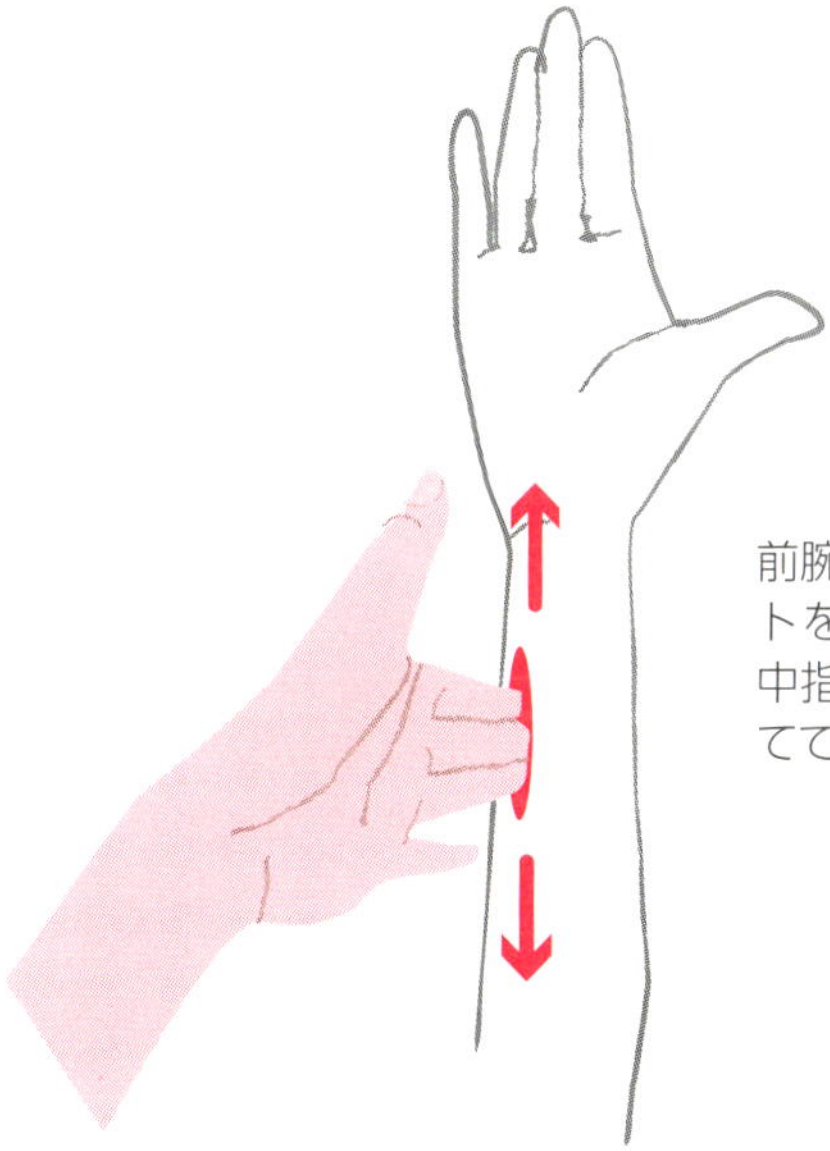

前腕の小指側の神経ポイントを、親指か、人差し指・中指・薬指の３本の爪を立てて刺激する。

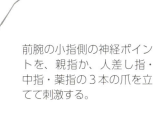

10秒神経マッサージ⑦～ひじ

親指・人差し指・中指と、薬指の中指側の動きや感覚を支配する「せいちゅう（正中）神経」を刺激します。こわばって動かしにくくなった指の痛みによく効き、とくに指先の症状には効果を発揮します。手首の痛みの軽減も実感できるでしょう。

せいちゅう神経は首から出て、ひじの真ん中から手首、手のひらの真ん中に向けて走っています。体表から浅いところを通っているのは、ひじを曲げてできる横ジワから手首までを3等分したうちの、ひじから3分の1のところです。そこが神経ポイントとなります。

皮下脂肪が厚い部位なので、神経ポイントにがっちり当たっている感覚が少なくてもOKです。

人差し指の爪を使って横向きに切るようにして、やさしく、いつくしむ感覚でマッサージしましょう。せいちゅう神経の位置には多少の個人差がありますが、横向きに爪を動かすことで必ずヒットさせられます。この神経ポイントに当たれば、ビンビン

10秒神神経マッサージ⑦~ひじ

神経ポイント

前腕の手のひら側で、手首とひじを結んだ線の、ひじ側から1/3程度の中央部

せいちゅう（正中）神経

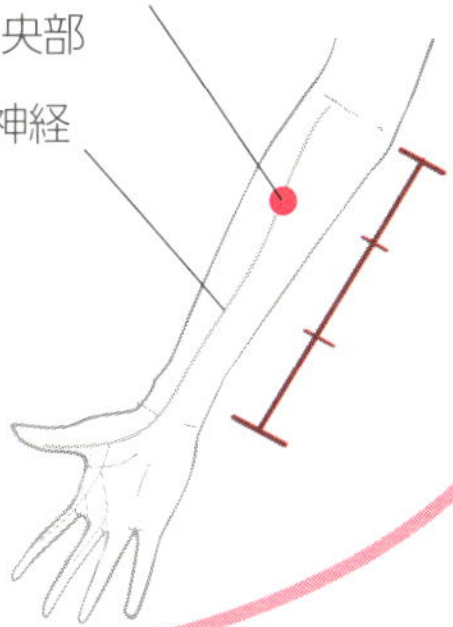

ビンビンとした軽い刺激が手首や指先に響くのを感じられたらＯＫ。

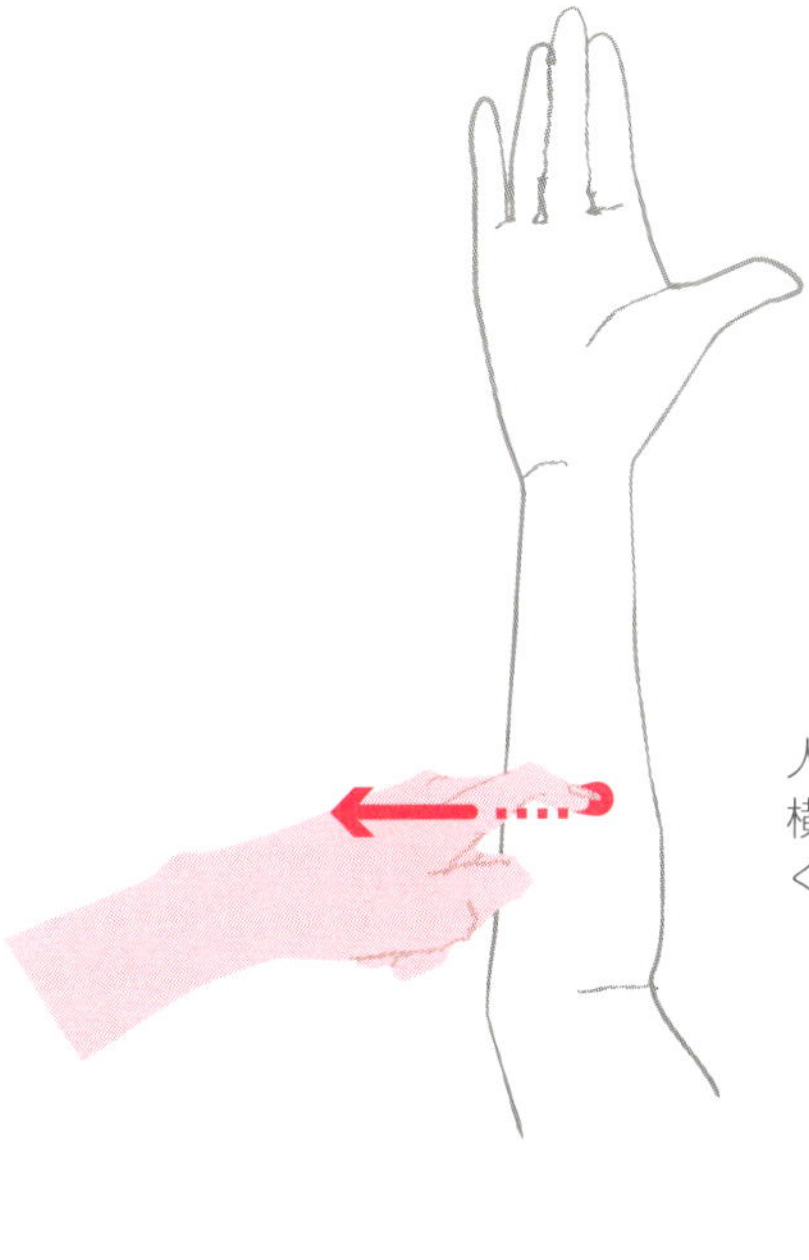

人差し指の爪を使って、横向きに切るように軽く、やさしく刺激する。

とした軽い刺激が手首や指先に響くのを感じられるでしょう。

以上の7つが、手や指の痛み、しびれに効く10秒神経マッサージです。

実際の手指の痛む場所や病気、症状の種類によって、これらの7つの中から組み合わせておこなっていきます。

次章では、それぞれの病気、症状に応じて、7つの10秒神経マッサージをどう組み合わせていくかを、具体的に紹介していきます。

3章

手と指の病気・症状別
10秒神経マッサージ

いざ実践！〈病気・症状別〉10秒神経マッサージ

(1)ばね指

あやつり人形をご存じですか？　人形の動きは、糸の動きに連動しますね。指の関節の動きも同じ。糸にあたる腱が伸び縮みすることで、指の曲げ伸ばしをしています。

指を曲げ伸ばしするために必要な腱《けん》は、トンネル状の腱鞘《けんしょう》の内側を通っています。たとえて言うなら腱は刀、腱鞘は刀の鞘《さや》であり、腱が腱鞘の中を往復するように移動することで指を動かしています。

手指や手首の使いすぎなどにより、腱や腱鞘がこすれ、炎症が起きて厚くなったり硬くなったりすることでさらにこすれ合い、痛みが起きている状態が腱鞘炎《けんしょうえん》です。手や指、手首にはたくさんの腱や腱鞘があるので、いろいろな場所で腱鞘炎が起こる可能性がありますが、ここでは手のひらの指のつけ根で起きる「ばね指」を見ていきましょう。

「ばね指」では、炎症の進行によって太くなった腱が引っかかって、指の曲げ伸ばしがしにくくなります。それでも指を動かそうと力を加えると、指がカクッとはねるような動きになります。これがまるでばねが伸び縮みしたときのように感じられるので、「ばね指」という病名がつきました。

どの指にも起こりますが、親指、中指、薬指に多い傾向があります。主な原因は、手指の使いすぎによって腱と腱鞘が過度な摩擦を起こすことですから、仕事や趣味で指を酷使している方は注意が必要です。

また、女性のばね指には女性ホルモンが大きく関わっています。そのためホルモンバランスが大きく変化する妊娠から出産後、更年期にあたる方に多い傾向があります。というのも、女性ホルモンのエストロゲンには、腱や腱鞘を柔軟に保ち、血管を拡張する作用があります。出産後や更年期には大きく減少するので、腱や腱鞘が硬くなり、狭くなった血管の血流が悪化して、ばね指を引き起こしやすくなるのです。

手を使いすぎたと感じたら、適宜《てきぎ》、休憩をはさむようにしましょう。また、痛みの初期にはアイシングをおこなうなど、冷やして炎症を抑えると楽になります。

10秒神経マッサージ⑤～指

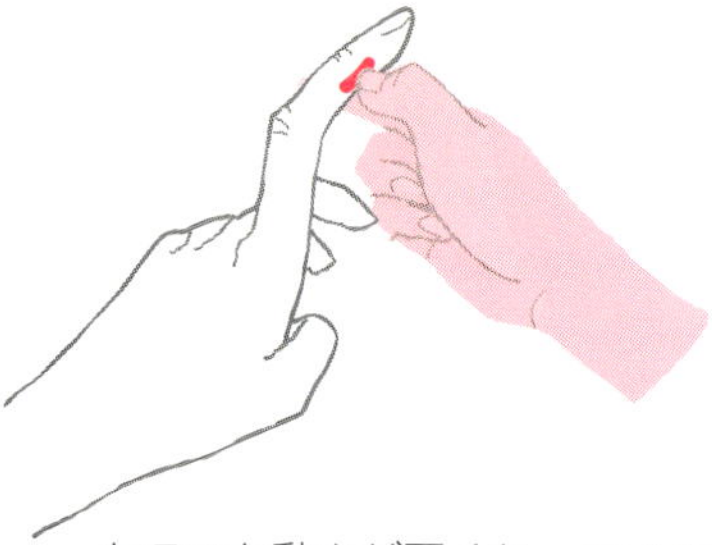

カクンと動きが悪くなっている指の第1、第2関節ともに、両わきをていねいに刺激してみましょう。

10秒神経マッサージ④～乳輪

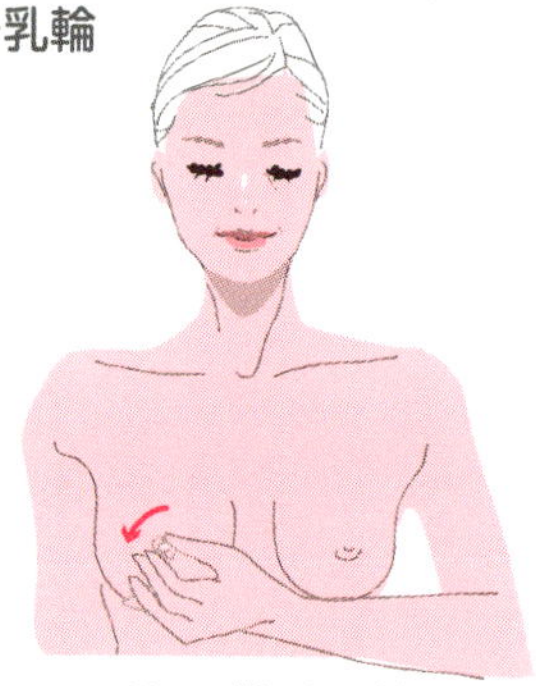

このマッサージをする前に、一度グーパーをしてみましょう。乳輪をひねった後でもう一度やってみると、指の痛みがやわらいでいるはずです。

10秒神経マッサージ③～わき

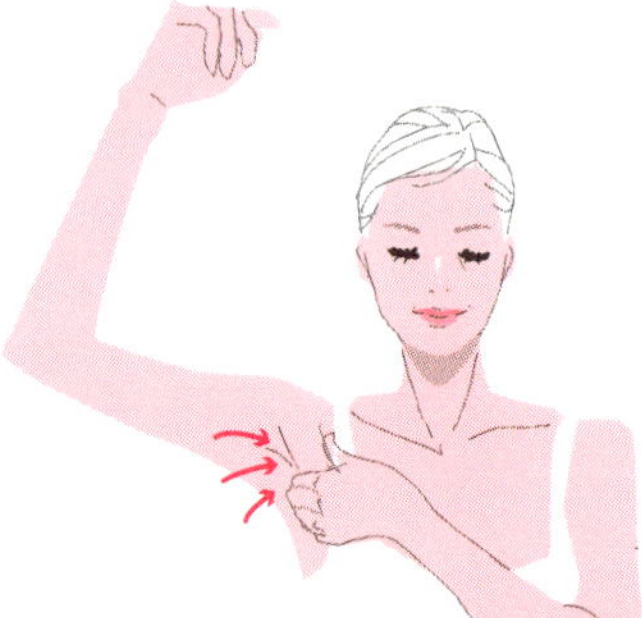

手首から先の全体のしびれや動きの悪さ、痛みを改善するイメージでやさしくおこなってみましょう。

10秒神経マッサージ⑦～ひじ

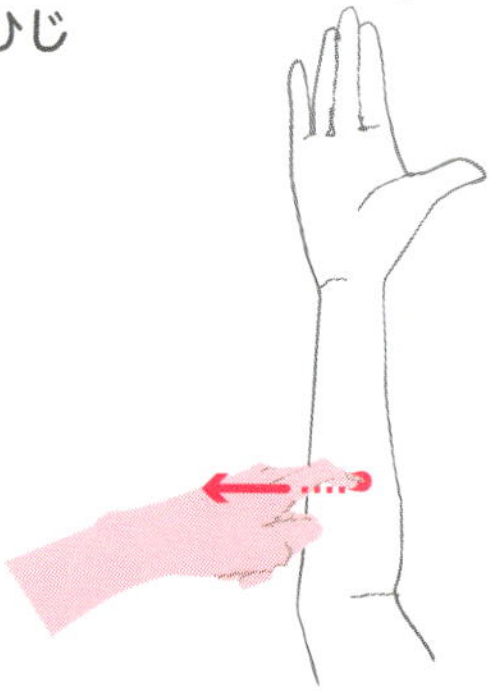

軽くこするだけで、手首から手のひらのしびれに効果的です。

ばね指に効く10秒神経マッサージ

一番大切なのが「10秒神経マッサージ①～手」です。
②、⑤、④、③、⑦もあわせておこないましょう。

※痛みを感じる側の手指・手・乳輪・わきを中心におこなってください。

(1)「ばね指」に効く10秒神経マッサージ

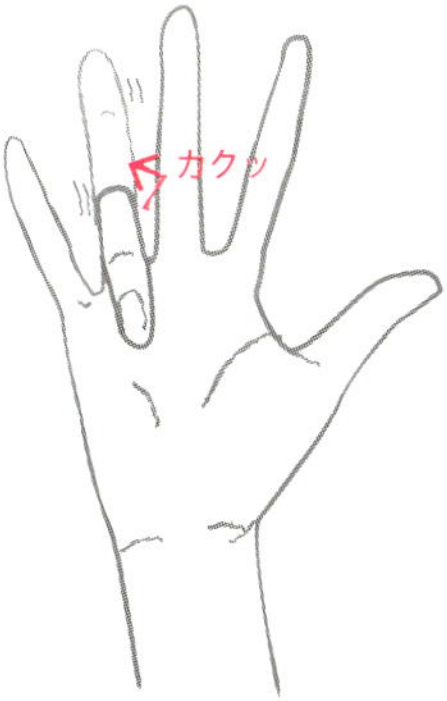

手のひらの指のつけ根で起きる腱鞘炎。
指を伸ばそうとすると、カクッとはねるような動きになる。

10秒神経マッサージ①〜手

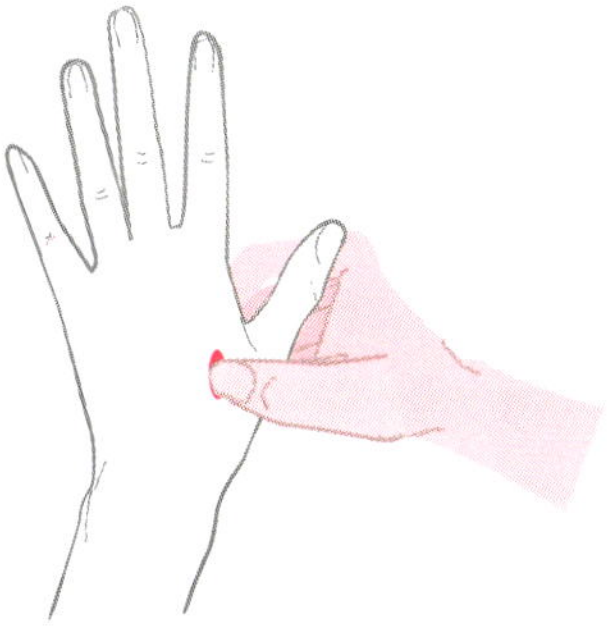

ばね指で一番大切なマッサージです。人差し指のつけ根の骨のキワを狙って、グッとくる神経ポイントを探します。人差し指・中指のばね指にとくに効果的。

10秒神経マッサージ②〜手首（親指側）

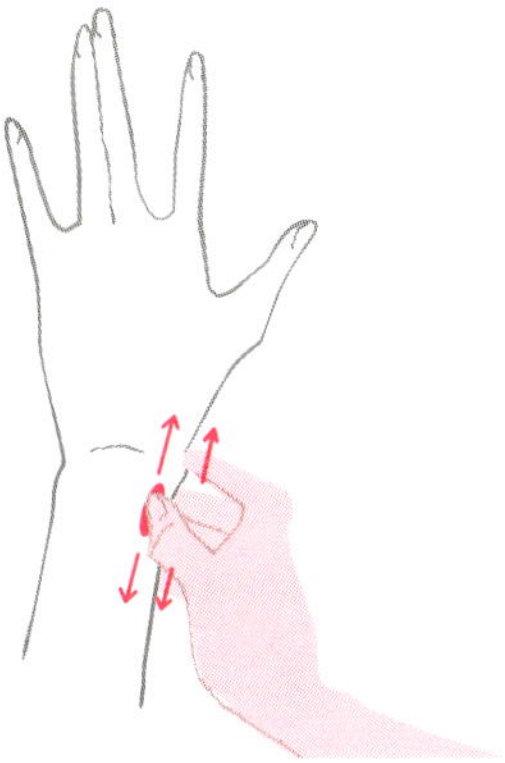

とくに親指と人差し指のばね指に効果的。強くこするイメージではなく、手のひら全体の血流がよくなるイメージでマッサージしましょう。

(2)ヘバーデン結節《けっせつ》

指の関節が変形し、曲がってしまう病気があります。指先を動かすと痛みやしびれを感じます。悪化すると安静にしていても痛みを感じるようになります。

この症状が第1関節に起きると「ヘバーデン結節」、第2関節に起きると「ブシャール結節」といいます。指の変形やコブのでき方には個人差があります。

レントゲンで診断がつくことが多いのが特徴です。指の関節が変形していたり、関節のすき間が狭くなっていたり、骨に「骨棘《こつきょく》」というトゲができていたりすると、ヘバーデン結節(ブシャール結節)ということになります。

痛みによって日常動作が困難になります。たとえば、

・缶ジュースのプルタブが開けられない
・パソコンのキーボードを打てない
・箸《はし》が持てない

・フライパンをうまく扱えない

などというように、普段ごく当たり前におこなっていることに支障が出るので、生活の質に大きく関わる病気といえます。

また、指が変形したりコブができたりすると、とても大きなストレスとなります。通常、手は自分からも他人からも見える状態にあり、「その手、どうしたの？」などと聞かれるのがいやで、手を隠したり、家の中にこもりがちになってしまう方もいます。

原因は手指の使いすぎや加齢、遺伝などといわれていますが、はっきりしていないのが現状です。ただし、男性に比べて女性がかかりやすいことは明らかで、手指のほかの病気と同じように、更年期を迎える時期のホルモンのアンバランスが引き金となるケースがとても多く見られます。

痛みがあっても手を使う作業をしなければならない時は、テーピングやサポーターを使うことをおすすめします。10秒神経マッサージをおこなうと痛みが改善し、日常動作が楽にできるようになるので、精神的な健康も取り戻せます。

10 秒神経マッサージ②
～手首（親指側）

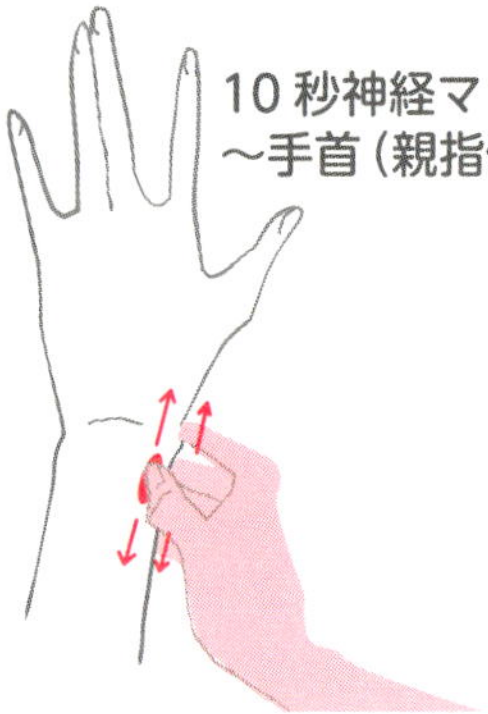

とくに親指や人差し指のヘバーデン結節に効果的です。

10 秒神経マッサージ①
～手

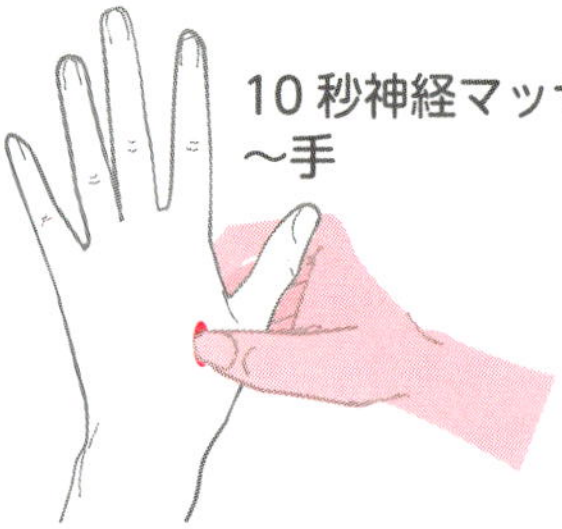

この神経ポイントに当たると、軽い力でも指先に刺激が伝わります。合谷のツボとはまったく違う刺激を感じるポイントをさがしてみましょう。

10 秒神経マッサージ③
～わき

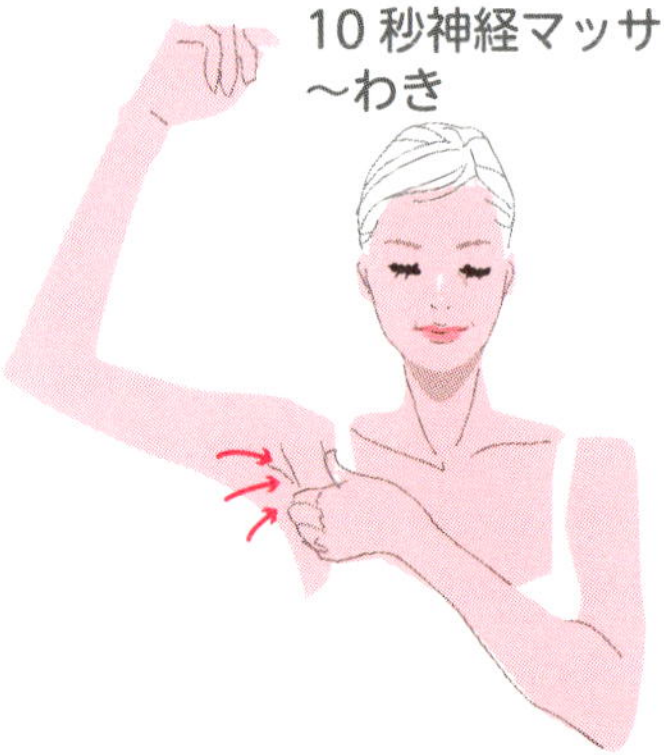

指先につながる神経は、首からわきの下を通っています。指先のこわばりを改善するのにとても効果的です。

10 秒神経マッサージ⑦
～ひじ

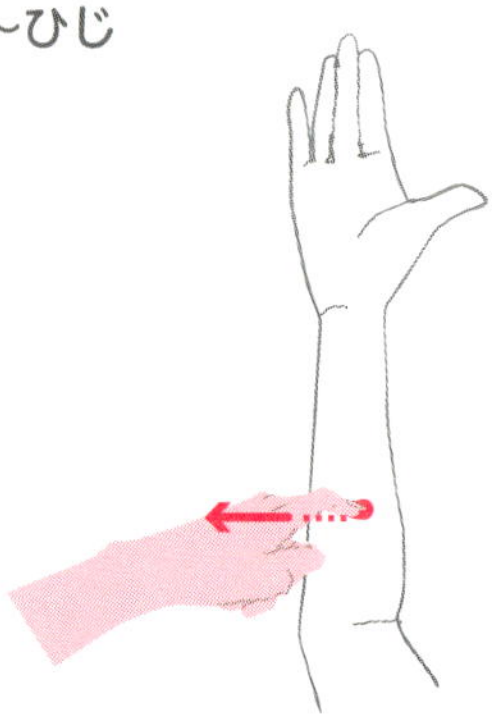

親指～薬指のヘバーデン結節に効果があります。朝のこわばりが強い方におすすめです。

ヘバーデン結節（ブシャール結節）に効く
10秒神経マッサージ

一番大切なのが「10 秒神経マッサージ⑤～指」です。
④、②、①、③、⑦もあわせておこないましょう。

※痛みを感じる側の手指・手・乳輪・わきを中心におこなってください。

（2）「ヘバーデン結節」に効く 10秒神経マッサージ

※「ブシャール結節」でも、痛む関節が違うだけで、やり方は同じ

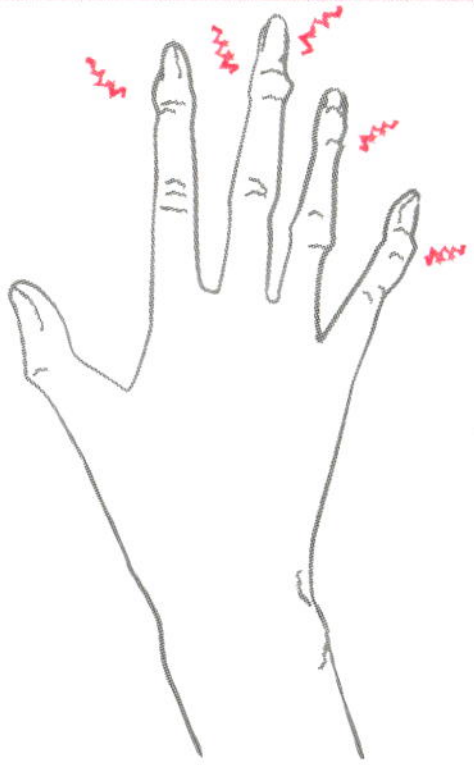

指の第１関節が変形し、痛みやしびれを感じる病気。

10秒神経マッサージ⑤～指

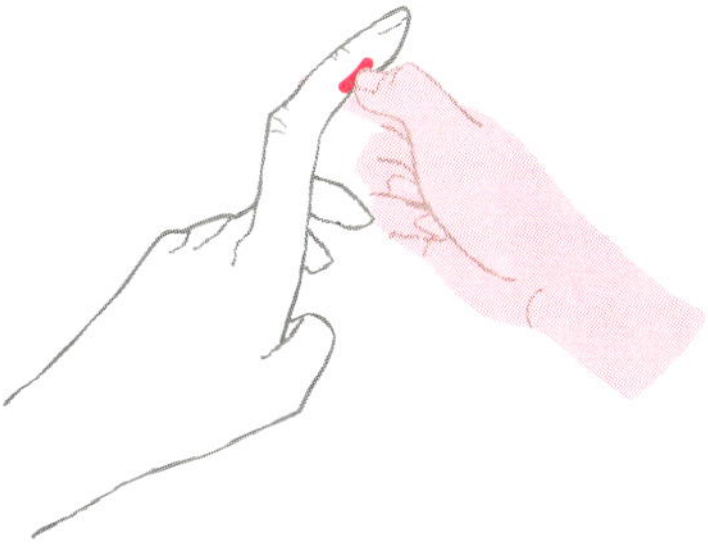

ヘバーデン結節ではとくに重要なマッサージ。指の血管や神経にじかに働きかけるからです。ヘバーデン結節の場合は、第１関節の両わきを爪でていねいにこすり合わせましょう（ブシャール結節の場合は、第２関節の両わきを中心にマッサージします）。

10秒神経マッサージ④～乳輪

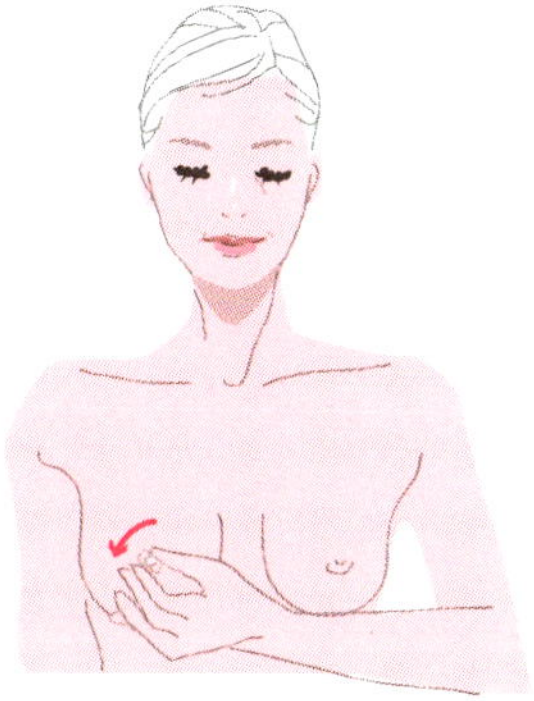

乳輪にはたくさんの神経線維が集まっています。乳輪を刺激して、首・肩から指先にいたる痛みを改善しましょう。男性の場合も同様におこないます。

（3）手首の腱鞘炎《けんしょうえん》

（1）で、手のひらの指のつけ根で起きる腱鞘炎である「ばね指」に効く10秒神経マッサージを紹介しました。腱鞘炎でもう一つ、とくに多く見られる症状に、手首の親指側で起きる「ドゥケルバン病」があります。

ここでは手首の腱鞘炎、ドゥケルバン病について見ていきましょう。

この病気では、手首の親指側にある腱と腱鞘に炎症が起こって、手首の動きが悪くなります。くり返す手首の動きで摩擦が生じることで、さらに炎症が悪化して痛みます。腫れて熱を持つことも多く、親指を広げたり、動かしたりすると痛みが強まるのが特徴です。

親指を動かすと痛みが強くなるので、日常生活でのいろいろな動作に支障が生じます。ホルモンバランスに変化が生じる妊娠中や産後、更年期の女性や、パソコンのキーボードを長時間打つなど手指を酷使する職業の方、テニスや剣道などのスポーツをしている方に多く見られる傾向があります。私も剣道をしていたので、この痛みはよくわかります。

手の使いすぎが原因なので、その負担をできるだけ減らすように意識することが必要です。

とはいえ、手をまったく使わないわけにはいかないので、病院で処方される装具や、ドラッグストアで購入できるソフトなサポーターをつけて手首を保護し、血流を保持するといいでしょう。

ここでおこなってほしい10秒神経マッサージは、腱鞘炎を改善するベーシックかつもっとも効果的な組み合わせです。

10 秒神経マッサージ④～乳輪

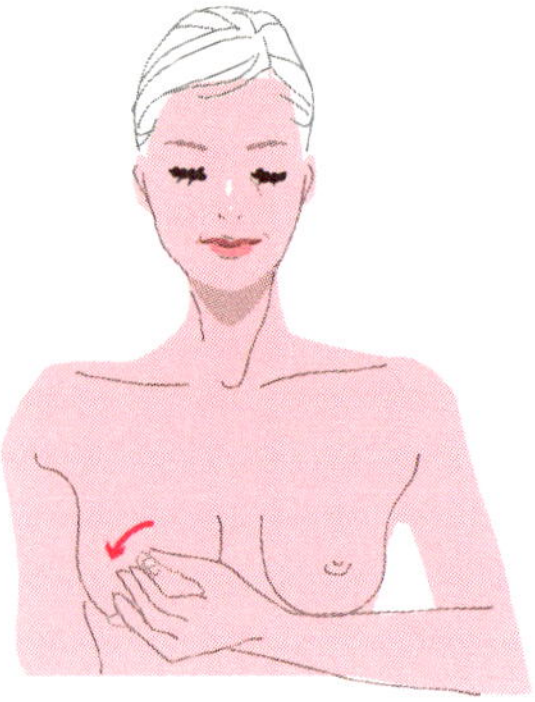

ペットボトルのキャップを開けるなど、指先に強く力を入れる動作の前におこなうと効果的です。

10 秒神経マッサージ⑤～指

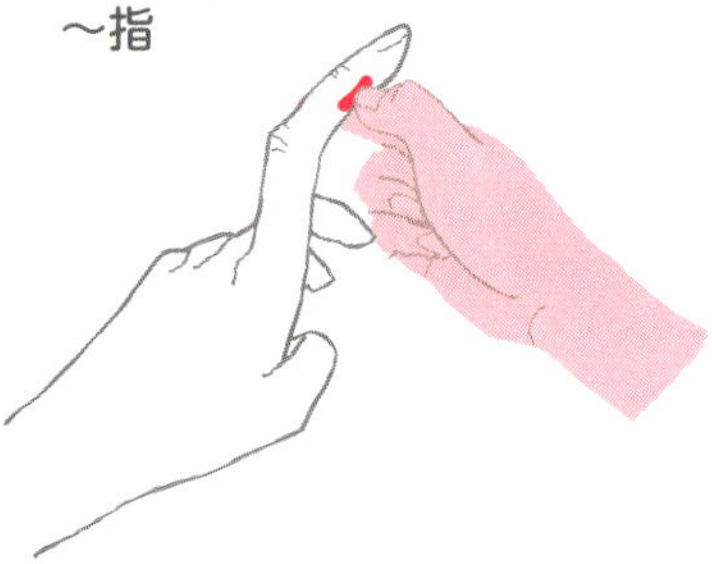

親指・人差し指を中心におこないましょう。

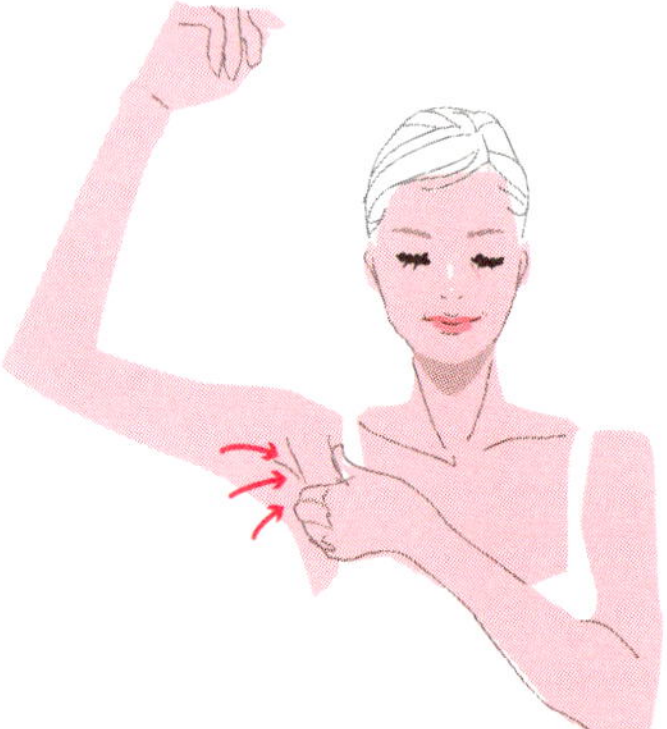

10 秒神経マッサージ③～わき

フライパンを使ったり、洗濯物を干す際など、重いものを持ち上げる動作をする前後におこなうと効果的です。

ドゥケルバン病に効く10秒神経マッサージ

「10 秒神経マッサージ②～手首（親指側）」と「①～手」を必ずセットでおこないます。
④、⑤、③もあわせておこないましょう。

※痛みを感じる側の手指・手・乳輪・わきを中心におこなってください。

(3) 手首の腱鞘炎「ドゥケルバン病」に効く 10秒神経マッサージ

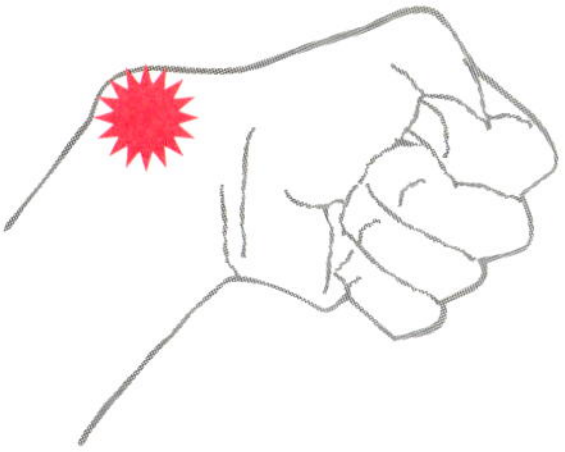

手首の親指側の付け根に起きる腱鞘炎。親指を広げたり、手首を動かしたりすると痛みが強まる。

10秒神経マッサージ② 〜手首（親指側）

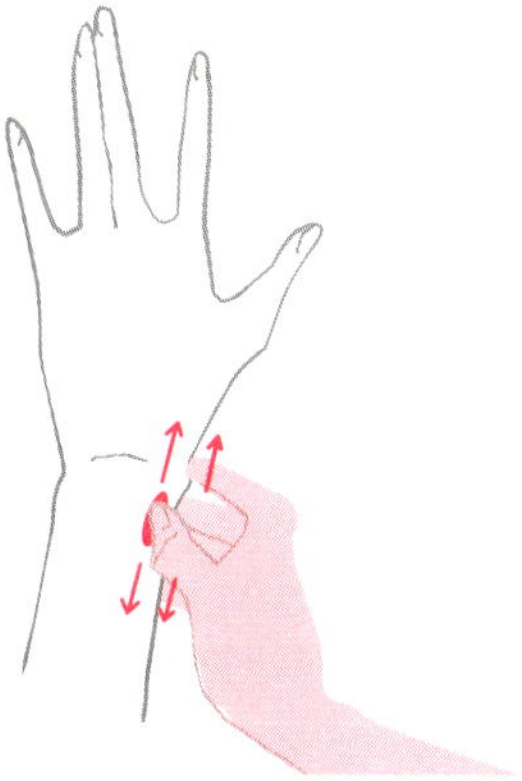

ドゥケルバン病で一番大切なマッサージです。思いきって爪でグッとタテにマッサージしましょう。

10秒神経マッサージ①〜手

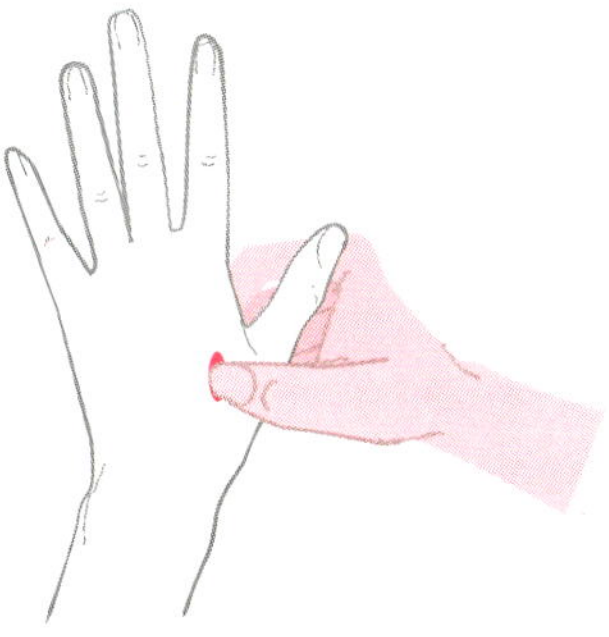

次に大切なマッサージです。親指のつけ根の痛みやしびれに効果的なマッサージです。②と①を必ずセットでおこないましょう。

（4）母指《ぼし》CM関節症

「物を握る」「小さいものをつまむ」といった動作をする時、親指のつけ根に痛みを感じる病気です。親指のつけ根を押したり、親指をひねるような動作をしたりすると痛みが強くなります。

母指とは親指、CM関節とは親指のつけ根の関節です。人間の手の動きに親指は非常に重要な役割を果たしており、手を使うあらゆる動作に親指が関わっています。不具合が起きると、日常生活すべてに支障が出るといっても過言ではありません。

・ペットボトルやビンのふたを開ける
・包丁を握って食材を切る
・ボタンをとめる

など、普段は当たり前におこなえていた動作も、痛みのために難しくなります。

よく使う関節なので軟骨《なんこつ》などの摩耗も起きやすいのですが、痛くてもさらに使い続けがちです。すると関節が腫れて変形が進行し、親指のつけ根がふくらんできて、親指を曲げたり伸ばしたり、開いたり閉じたりする動作が大変しにくくなってしまいます。母指CM関節が一度痛くなると症状が長引くことが多いのも特徴です。進行すると、親指の先の関節が曲がって根元の関節がそる、いわゆる「スワンネック変形」を起こすこともあります。

病院ではまずレントゲンを撮り、母指CM関節のすき間が狭くなる、骨棘（骨のトゲ）がある、関節のズレがある、などが認められると母指CM関節症と診断されます。

この病気になったら、サポーターを適宜使い、関節の負担を小さくするように気をつけましょう。また、スマートフォンの使いすぎには要注意。とくにスマホを片手で持ったまま親指で操作することはCM関節に大きな負担がかかるので絶対にやめること。スマホを持っていないほうの手の人差し指などで操作することを心がけてください。

長引きやすい疾患なので、「10秒神経マッサージ①②」はセットで必ずおこないましょう。脳の中枢に強く働きかける④も効果的です。「腕のしびれが軽くなる10秒マッサージ」（130ページ）もあわせておこなうといいでしょう。

10 秒神経マッサージ④
～乳輪

１日の家事が終わった後、キッチンなどでこのマッサージをしてみてください。親指のつけ根や手首の痛みが軽くなるのが実感できます。

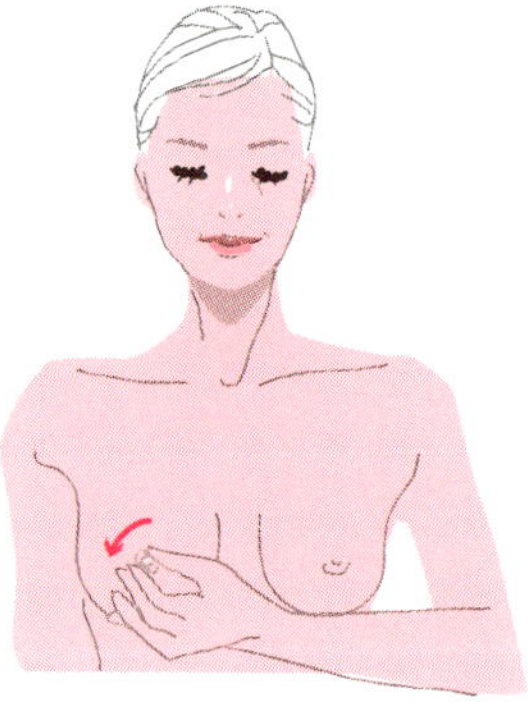

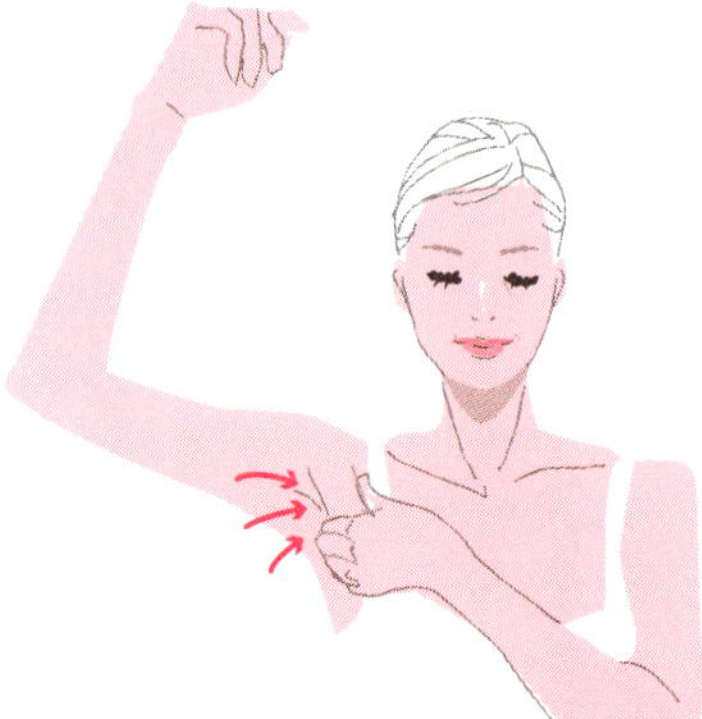

10 秒神経マッサージ③
～わき

長時間パソコンを使った後など、親指と腕全体が疲れたなと感じたら、このマッサージをしてみてください。

母指CM関節症に効く10秒神経マッサージ

「10 秒神経マッサージ①～手」と「②～手首（親指側）」はセットで必ずおこないます。
④、③とともに、「腕のしびれが軽くなる10秒マッサージ」（130 p）も一緒におこなうと、より効果的。

※痛みを感じる側の手・乳輪・わきを中心におこなってください。

（4）「母指CM関節症」に効く 10秒神経マッサージ

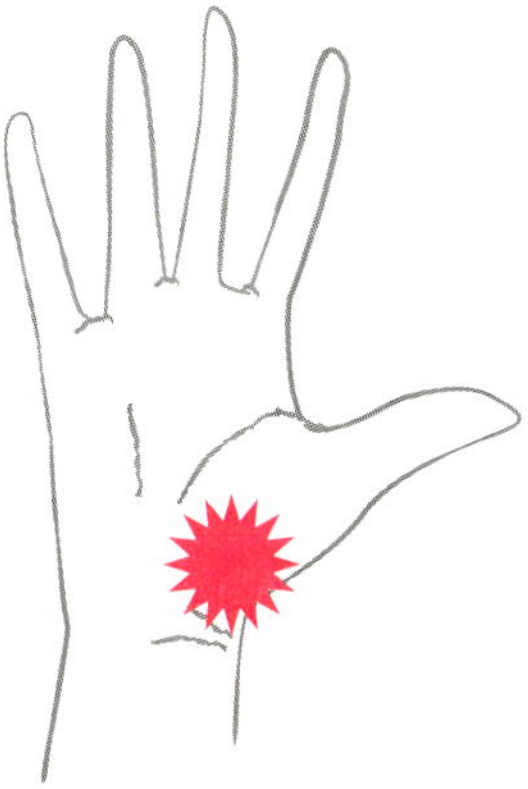

親指のつけ根に痛みを感じる病気。
物を握ったり、親指に力を入れてひねるような動作をすると痛くなる。

10 秒神経マッサージ①〜手

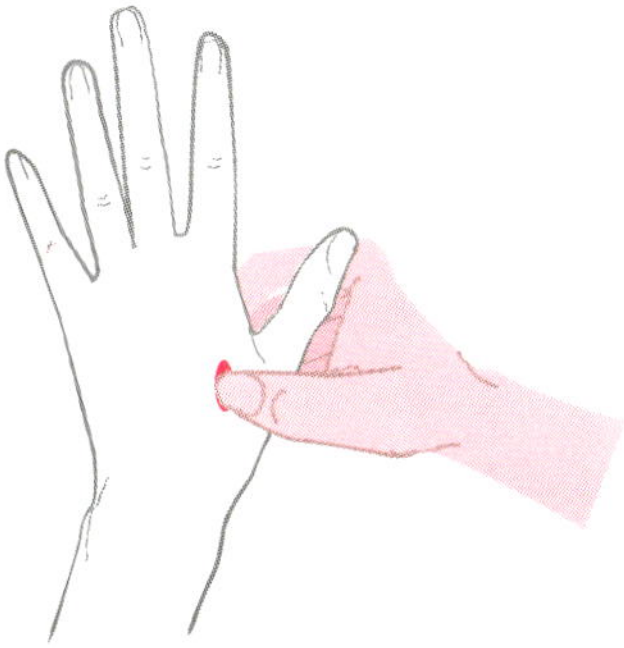

親指が痛いなと感じたら、まずはこのマッサージ。親指のつけ根の痛みやしびれが改善します。

10 秒神経マッサージ② 〜手首（親指側）

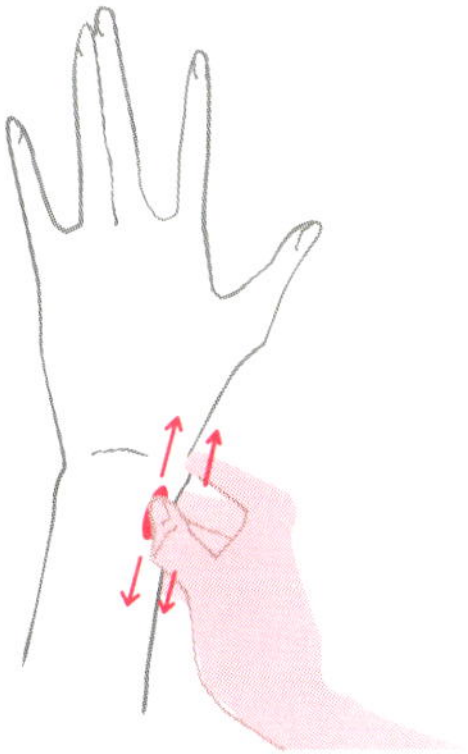

たとえばトイレの後にズボンやガードルを引き上げるとき、親指が痛いと感じたら、①と②を合わせると効果的です。

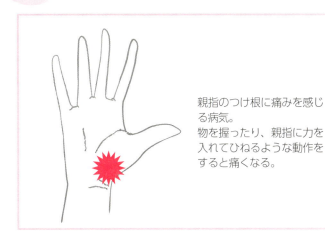

(5) 手根管症候群《しゅこんかんしょうこうぐん》

手の親指から薬指の半分（中指側）にかけて、しびれや痛みが起きる病気です。

手根管とは手首の内側にあり、指の曲げ伸ばしをする９本の腱とせいちゅう神経という１本の神経が通るトンネル状の空間です。

それらの腱を覆《おお》う膜《まく》や、関節を包む「滑膜《かつまく》」が炎症を起こし、腫れて分《ぶ》厚くなると、せいちゅう神経が圧迫されてしびれや痛みが発生します。

10秒神経マッサージ④～乳輪

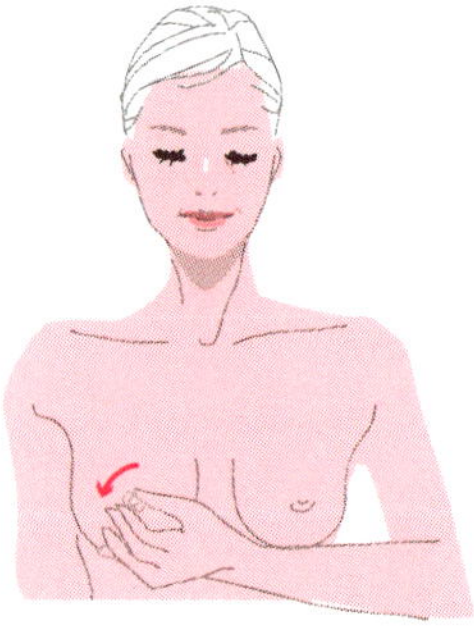

仕事の途中で手首や手の痛みを感じたら、トイレに行ってこのマッサージをすると、痛みがリセットされます。

10秒神経マッサージ③～わき

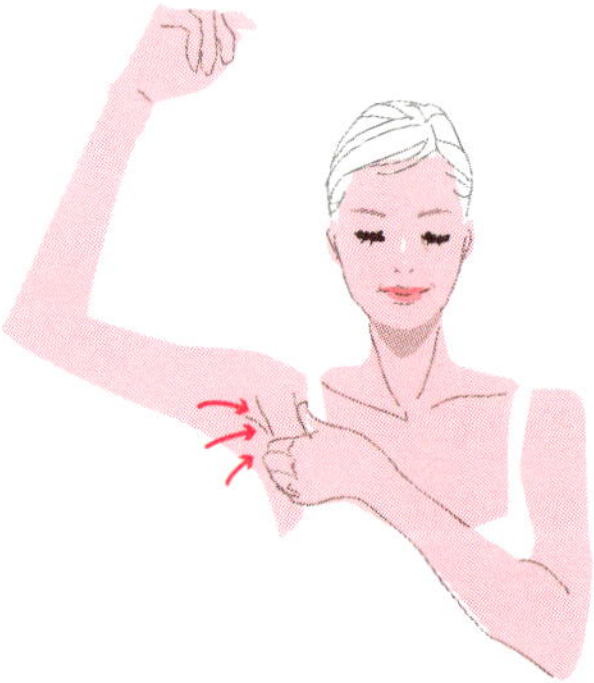

手首が痛くて、指をグッとわきに押し入れるのがむずかしい方もいます。そういう方は、無理をせず、①と④のマッサージで対処しましょう。

(5)「手根管症候群」に効く 10秒神経マッサージ

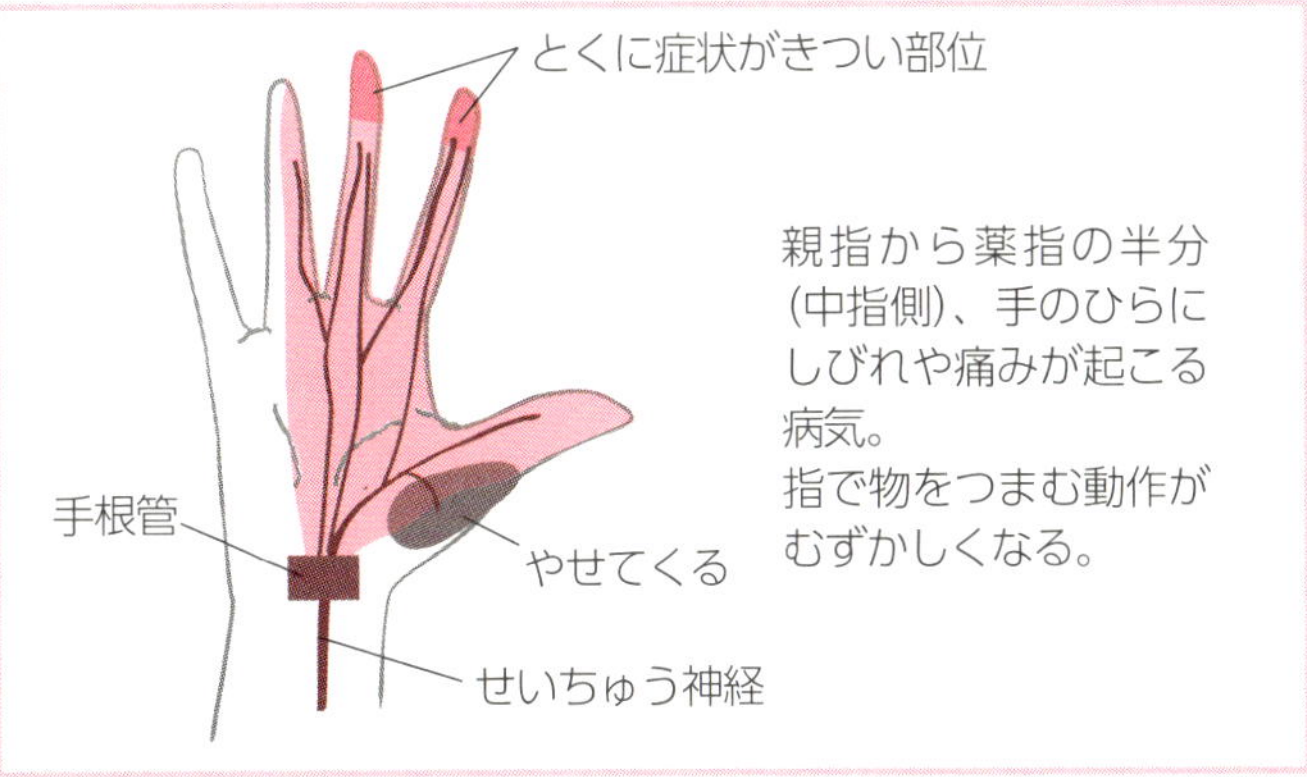

親指から薬指の半分(中指側)、手のひらにしびれや痛みが起こる病気。
指で物をつまむ動作がむずかしくなる。

10 秒神経マッサージ①～手

朝に指のこわばりやしびれを感じたら、ベッドの中ででも、このマッサージを試してみましょう。

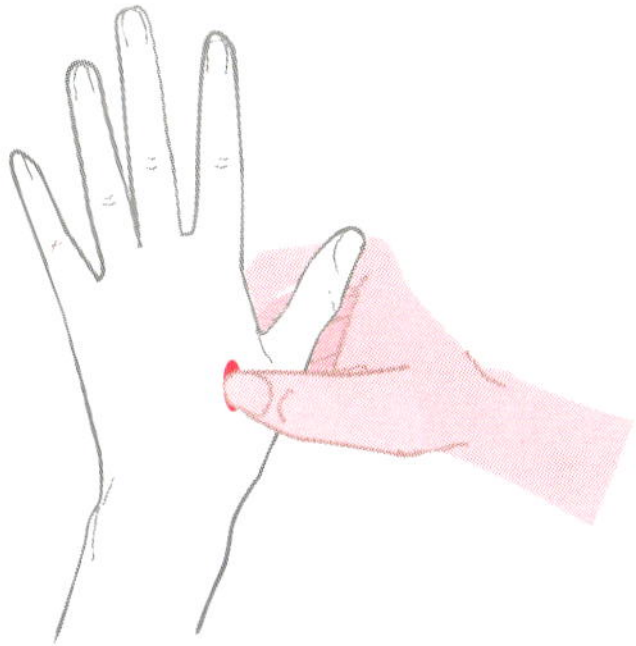

手根管症候群に効く10秒神経マッサージ

10 秒神経マッサージ①→④→③の順で重要です。
「腕のしびれが軽くなる 10 秒マッサージ」(130 p)も一緒におこなうと、より効果的。

※痛みを感じる側の手・乳輪・わきを中心におこなってください。

手根管症候群のしびれや痛みは、親指から薬指に起こります。これはせいちゅう（正中）神経の支配する部位だからです（39ページ参照）。

また、夜間や明け方などにしびれや痛みが強まったり、手や手首を振ると楽になったりする特徴もあります。

進行すると、親指つけ根の筋肉のふくらみ（母指球《ぼしきゅう》）がやせていきます。また、親指と人差し指を丸めてきれいな「ＯＫサイン」をつくることができなくなります。これは筋肉を動かす神経までが侵されて親指つけ根の筋肉が萎縮するため。こうなると、

・小さな物をつまむ
・ボタンをかける
・電車やバスの吊り革につかまる

といった日常のなにげない作業がより一層難しくなります。

手根管症候群の原因は明らかになっていませんが、女性ホルモンのバランスが乱れる妊娠・出産期や更年期の女性に多く見られます。女性のほうが男性よりもともと手

根管のスペースが細い、手を使う仕事が多いことも理由の一つでしょう。また、仕事やスポーツなどによる手の使いすぎ、手首の骨折、腎障害などによる透析などがきっかけとなって起こる場合もあります。

この病気で圧迫されるせいちゅう神経は、手の感覚や動きに大きく影響します。母指の痛みを取る「10秒神経マッサージ①」に加えて、脳の中枢に働きかける「10秒神経マッサージ④」も必ずおこないましょう。

(6) 関節リウマチ

関節の中の「滑膜」という組織への免疫反応によって、関節内に慢性の炎症が起きる病気です。

私たちの体にはウイルスや細菌を攻撃・排除する免疫機能が備わっています。関節リウマチは、誤って自分の体の一部を免疫が攻撃してしまう自己免疫疾患の一つです。

関節の中には、関節をスムーズに動かす滑液《かつえき》が入っています。その滑液をつくるのが関節を取り巻く滑膜です。関節リウマチになると、滑膜に炎症が起こり、どんどん

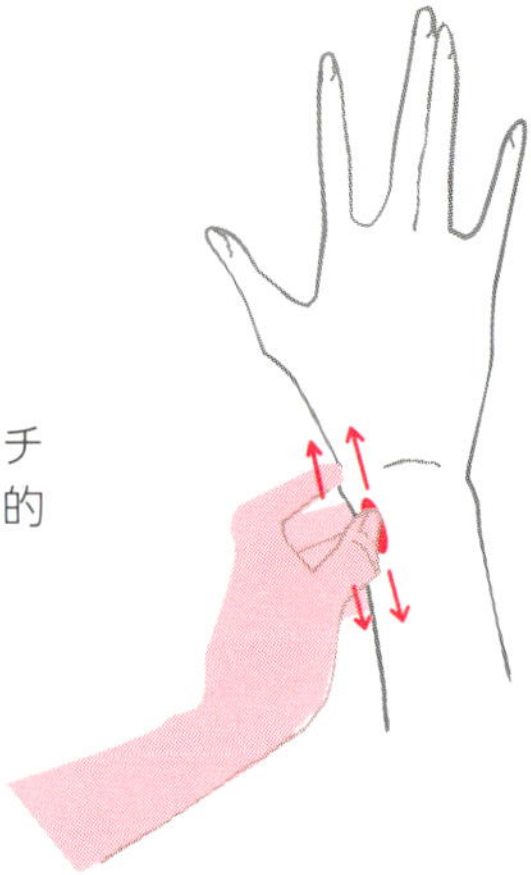

10 秒神経マッサージ②
～手首（親指側）

このマッサージは、リウマチによる手首の腫れにも効果的です。

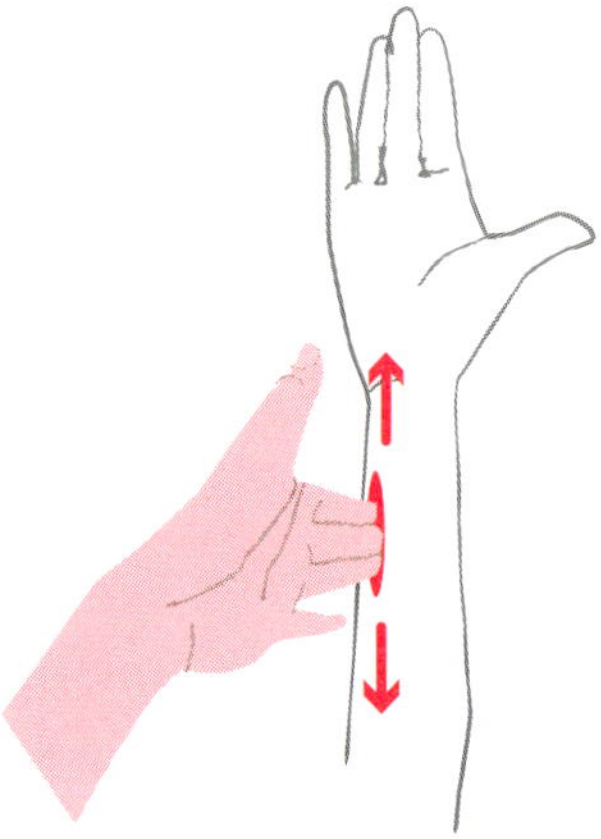

10 秒神経マッサージ⑥
～手首（小指側）

手首から先、薬指・小指の痛みやしびれを感じる方に効果的。手首から先のしびれや痛みをやわらげるイメージでやさしく刺激しましょう。

関節リウマチに効く10秒神経マッサージ

「10 秒神経マッサージ①～手」をメインに、
⑤、②、⑥もあわせておこないましょう。

※痛みを感じる側の手指・手を中心におこなってください。

(6)「関節リウマチ」に効く 10秒神経マッサージ

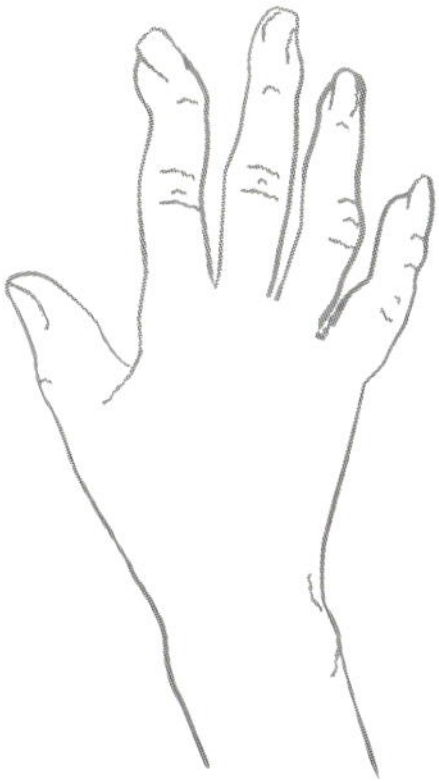

免疫反応に異常が起こって、関節に慢性の炎症が起きる病気。関節の痛みや腫《は》れ、変形を引き起こす。

10 秒神経マッサージ①～手

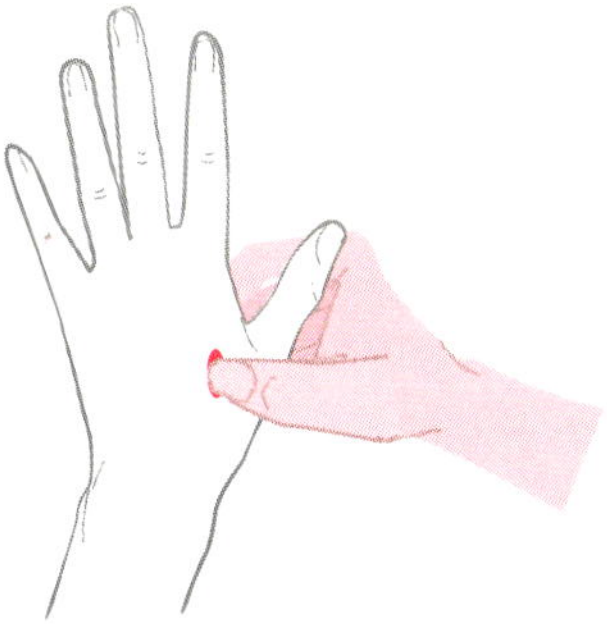

リウマチで指先が痛くなった方でも、軽い力で効果的にアプローチできます。グッとくる刺激が感じられない方は、できるだけ人差し指の骨のキワに爪を近づけて刺激してみましょう。

10 秒神経マッサージ⑤～指

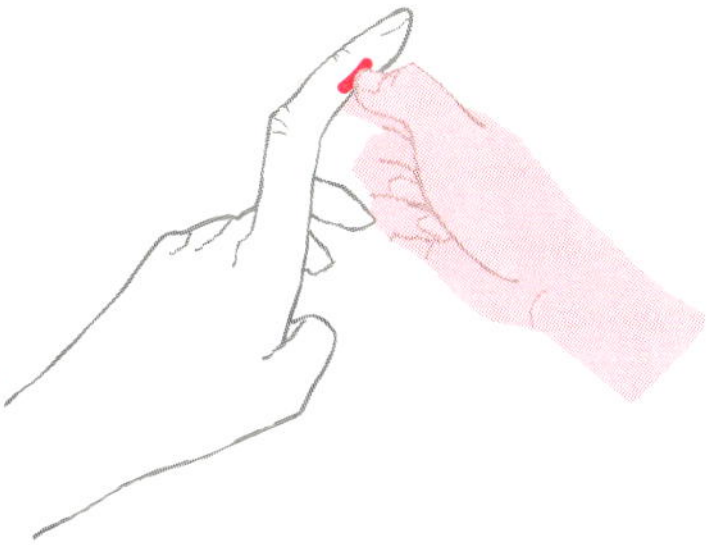

変形した指にも効果的です。第 1、第 2 関節の両わきをていねいにマッサージしましょう。

増殖していきます。やがてリンパ系細胞などが集まり、さまざまな破壊性物質をつくって自分の骨や関節を破壊するようになります。

多くの自己免疫疾患は、どれもはっきりした原因がわかっていません。男性より女性に多いこと、遺伝の影響が大きいことがわかっており、特定の遺伝子を持っている人に、妊娠・出産、更年期、喫煙、感染症などの要因が加わることで発症するのではないかと考えられています。

関節リウマチの初期の症状は、手足の関節が腫れて痛みやこわばりを感じるようになることです。こわばりは朝に強くなります。また、関節の症状以外に微熱やだるさ、貧血などの症状もあわせて生じる場合があります。

症状が進むと手首やひざの関節や股関節《こかんせつ》など、全身の関節にも症状が広がり、日常生活が困難になります。さらに進行すると、指や手首の関節が破壊されたり脱臼《だっきゅう》を起こしたりして、強く変形することがあります。

関節リウマチは、ヘバーデン結節やブシャール結節などと同じように指の変形が見られる病気ですが、リウマチの場合は、痛みが手や指以外にも生じていることが多いのが特徴です。

実際の発症年齢は30～40代が中心で、早い方は20代で発症することもあり、比較的若い年代に多い病気といえます。

昔の治療はステロイド剤や痛み止めなどで一時的に症状をやわらげるしかありませんでした。しかし最近は効果の高い抗リウマチ薬などがどんどん開発され、支障なく日常生活を送ることのできる方が増えてきました。

10秒神経マッサージは、指の痛みにダイレクトに効くものをおこないましょう。

その他、手や指が痛くなる主な病気

消しゴムを使うと、削《けず》れて小さくなりますよね。手や指の関節も同じです。

年齢を重ねたり、仕事などで同じところを酷使すると、骨や軟骨の形は変わり、筋肉は弱り、関節の動きは悪くなります。消しゴムを使えばすり減るように、骨や関節なども使っていけばすり減り、不具合が出てくるわけです。

このほかにも手や指の痛みの原因はたくさんあるのですが、怖いのは痛みの陰に重大な疾患が隠れている場合です。ここでは手や指に症状が表れる病気などをご紹介しますので、ご自身の痛みやしびれなどが手や指以外の病気からくると疑われる場合は、まず専門医を受診することをおすすめします。

10秒神経マッサージは、ほかの病気の治療や服薬とあわせておこなっても基本的に問題はないのでご安心ください。

◇自己免疫疾患（膠原病《こうげんびょう》）

男性より女性に圧倒的に多い疾患です。前述したリウマチのほかに、全身性エリテマトーデス（ＳＬＥ）、強皮症《きょうひしょう》など多数の病気があり、いずれも、自分自身を守るはずの免疫細胞が、何らかの原因で誤って自分自身の細胞を攻撃する病気です。遺伝の影響もあると考えられています。

皮膚の発疹《ほっしん》や全身の関節の痛み、発熱や倦怠感《けんたいかん》など、症状が起きる部位も種類も多様です。一般的な治療をしても治らない症状がある場合に、血液検査などで判明することが多いようです。手や指に起こる症状は、痛み、こわばり、しびれ、変形などです。

◇糖尿病

主に日常の生活習慣が要因となる生活習慣病の一つです。血液中に取り込まれた糖（ブドウ糖）を代謝するのに必要なインスリンというホルモンの作用が弱くなると、血糖値が高くなったままになります。それによって全身にさまざまな症状が表れるのが糖尿病です（生活習慣を原因とせず、もともとインスリンがほぼ分泌されないタイプの糖尿病もあります）。

初期には自覚症状をあまり感じない方が多いのですが、進行すると、だるい、疲れやすい、のどが渇く、皮膚がかゆいといった症状を訴える方が増えてきます。さらに高血糖状態を治療せずに放置すると、３大合併症といわれる、神経障害、網膜症《もうまくしょう》、腎症に進んでいきます。

その神経障害の一つとして、指先のしびれや痛み、感覚が鈍るといった症状が表れることがあります。

糖尿病になると血管がダメージを受けていきます。とくに指先などの細い血管はダメージを受けやすく、血液や酸素、栄養が指先まで届きにくくなります。糖尿病によるしびれの感覚を、「指の先から根元に攻め入《い》ってくるようなしびれ」「和紙にじわじわ染み込んでくる感じのしびれ」などと表現する方もいます。

糖尿病は脳梗塞や心筋梗塞など重篤《じゅうとく》な病気の要因にもなるので、日頃から検診を受けるようにしましょう。血糖値が高いと判定されたら放置せず、専門医を受診することが重要です。

◇脳梗塞《のうこうそく》

脳の血管が詰まり、脳の一部が損傷する病気です。重い症状としては、体の半身に力が入らなくなり、片方の手足が動かなくなる運動麻痺《まひ》があります。顔面にも麻痺が起きている場合は、さらに脳梗塞の疑いが強まります。そのほか、言葉がうまく話せない、意識が低下する、体の半分にしびれが起こる、などの症状も多く表れます。

手のしびれが起きた時、脳梗塞によるものかどうかを判定することはきわめて重要で、絶対に病気を見逃してはいけません。急にしびれを感じたり、交通事故や頭部の強打などの思い当たるフシがないのにしびれたりするのは危険なサインです。さらに、めまいやふらつき、歩きにくさなどの症状が伴う時は強く脳梗塞を疑います。

脳梗塞によるしびれは指先だけでなく、腕全体や足、顔面など広範囲に及びやすくなります。高血圧、高脂血症、糖尿病などは発症の要因になるので、必ず治療を受けましょう。

◇首や肩の疾患

＊頸椎症《けいついしょう》と頸椎椎間板《けいついついかんばん》ヘルニア

頸椎とは首の骨のことです。頸椎症と頸椎椎間板ヘルニアは、ともに首が原因となり、手や指に痛みやしびれを発症する病気です。

頸椎症は、首の骨が加齢など年月をかけて変形することが要因です。首の脊髄が通る骨の部分が狭くなり、首の神経が圧迫されることにより、首の痛みや、肩、手指の痛みやしびれを感じます。

頸椎椎間板ヘルニアは、首の骨と骨の間にある椎間板の病気です。椎間板は頭や首の衝撃を吸収するクッション材の役割があります。椎間板に傷が入り、椎間板の内容の一部が飛び出して神経を圧迫することで、首や手指の痛み、しびれの症状が出現する病気です。

どちらの病気も、若い時からの姿勢の悪さ、バスケットボールやバドミントンなど首をそらす動きが多いスポーツの経験、うつむく姿勢が多い仕事、あるいは交通事故やむち打ちの既往《きおう》、片頭痛《へんずつう》などが要因です。重症化すると足裏のしびれや歩行障害が起きる場合があります。頸椎症の方は朝に痛みやしびれが強く、頸椎椎間板ヘルニアの方は夕方から夜にかけて症状が強まる傾向があります。

＊頸肩腕《けいけんわん》症候群

首や肩、腕にかけて痛みやしびれ、こりなどが表れますが、レントゲンなどで検査しても明らかな異常が認められない状態の総称です。交通事故やむち打ち、片頭痛などの既往がある方、手や腕を酷使する仕事に就いている方に多く見られますが、これといった原因となることが見つけにくい場合もあります。

どちらも、女性にとってホルモンのバランスが大きく変化するタイミングです。

◇更年期障害と産後

更年期とは閉経の前後約5年、合計約10年間を指します。女性ホルモンが減少することによって日常生活に支障をきたす症状が表れることがあります。これが更年期障害で、のぼせやほてり、多汗、疲れやすさ、不眠、抑《よく》うつ傾向など症状は多様です。エストロゲンが〝自前の痛み止め〟の役割も果たしているため、手や指の痛みやしびれ、手首の腱鞘炎症状を感じる方も多くいます。

産後に手や指の痛みを感じやすいのも、妊娠から出産にかけて大量に分泌されたエストロゲンが急激に減少するためです。くり返しの動作で痛みを感じるケースが多く、私も産後は毎日何度もくり返すおむつ替えで、手首の腱鞘炎の痛みに悩まされました。

エストロゲンが欠乏すると血液循環に悪影響を与え、血流が低下した筋肉は酸素不足や栄養低下によって硬くなって関節の動きを妨げ、痛みやしびれなどが生じることもわかっています。

4章

痛みのしくみを知っていると10秒神経マッサージがさらによく効く

ストレスから命を守る「痛み」

この章では、人が「痛み」を感じるしくみを通して、10秒神経マッサージがなぜ、瞬時に痛みを取ってくれるのか、その医学的なメカニズムをやさしく解説したいと思います。

すねをぶつけると痛かったり、皮膚をつねったり、転んですりむいたりしたら痛いですよね。

そもそも「痛み」を感じることは、ストレスです。自分にストレスを感じる反応を体が備えているのは、なぜでしょうか。

まず、ヒトが痛みを感じるメカニズムを簡単にご説明しましょう。

一般的な痛みは、神経を通じて脳に伝わっています。

たとえばケガをした場合、最初に、皮膚にある痛みを感じるセンサーが痛みの情報を受け取ります。センサーが受け取った痛みの情報は、末梢《まっしょう》神経を通って脊髄神経に伝わります。さらに脊髄から脳に情報が伝わり、「痛み」として認識されるというしくみです。

痛みを感じている時、私たちが自然に安静を心がけ、患部を冷やすなどして炎症を治めようとするのは、痛み情報を受け取った脳が傷を癒やすアクションを起こしているからです。

逆に言うと、安静をうながすことで、傷の治癒を早め、命を守るしくみが「痛み」なのです。

あなたが感じている痛みは「必要な痛み」ではない？

そんな「痛み」ですが、多くの方が「体が何らかのダメージを受けた時に感じるもの」と思っています。ダメージが大きければより強い痛みを感じ、ダメージが小さければ痛みも軽いという印象です。

しかし、体に生じている痛みと私たちが実際に感じる痛みとでは、違いがある場合があります。それは、痛みを常にそのままの強さで感じていると活動に支障が起きるからです。

とくに緊急時の痛みは死活問題です。たとえばライオンに襲われ、その場から逃げなければならない時、咬《か》まれた傷が痛くて動けなければ命を落とすことになります。

そのため、脳には私たちが痛みをそのまま、あるいは過剰に感じないように、脳の中枢《ちゅうすう》から傷の場所まで下行《かこう》してコントロールするしくみがもともとそなわっています。

これを医学の専門用語では「下行性抑制系《かこうせいよくせいけい》」といいます。脳がノルアドレナリンやセロトニンといった神経伝達物質を放出し、痛みを強く感じすぎないように抑えるのです。

戦場で重傷を負った兵士が必死の思いで敵から逃げ、安全な場所に行き着いて、ひどいケガの状態を見たとたんに動けなくなる、といった話を聞いたことがありませんか。これも、逃げている最中は下行性抑制系が働いていたからだと考えられます。

常に全体重がかかっているはずの足の裏に痛みを感じないのも、下行性抑制系のお

脳が痛みをコントロールしている
〜下行性抑制系のしくみ

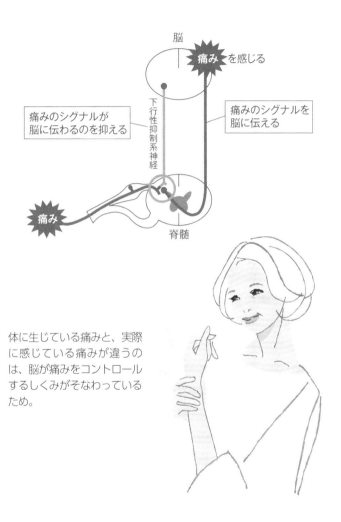

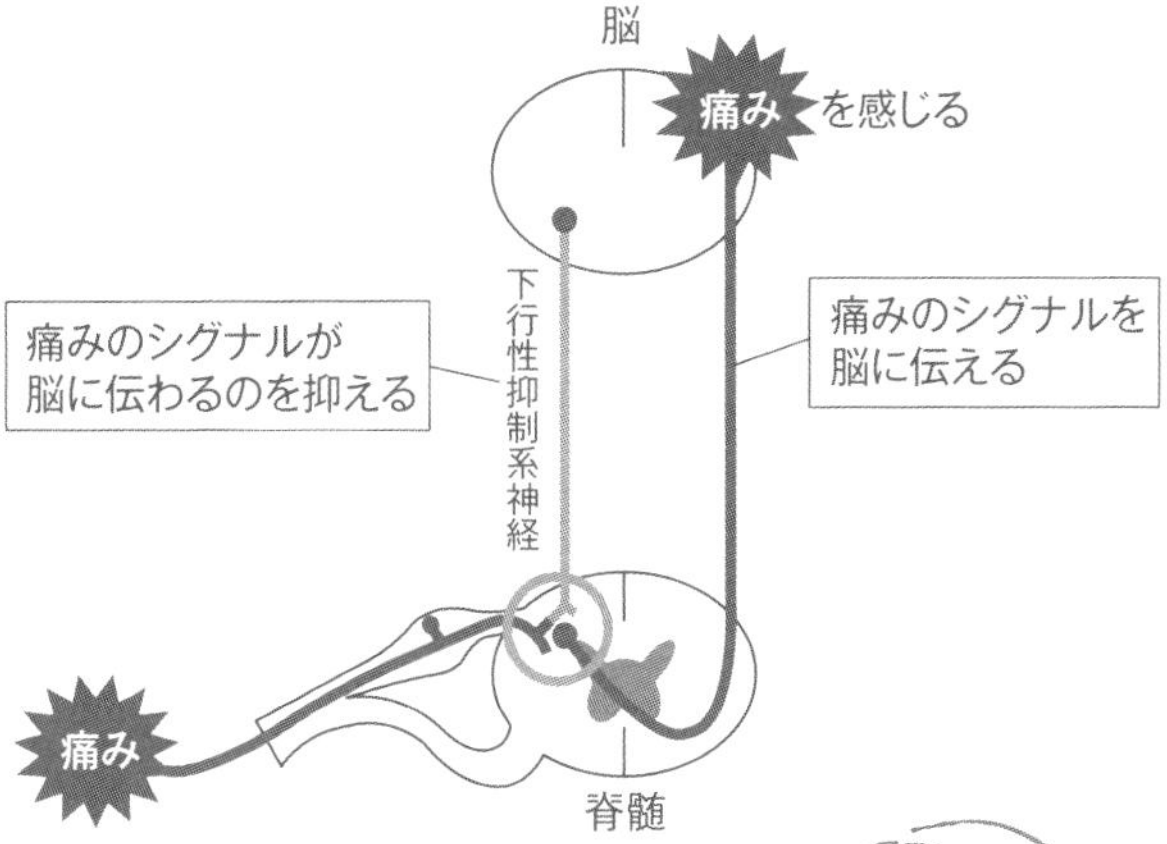

体に生じている痛みと、実際に感じている痛みが違うのは、脳が痛みをコントロールするしくみがそなわっているため。

かげだと考えられています。

テーブルの上に手を置き、その上に30kgの物を置いたら手は痛いはずです。しかし、足の裏は倍の60kgの体重を支えていても痛みを感じません。

足の裏は、画びょう1個を踏んでも飛び上がるほど痛いのに、全体重がかかっても痛みを感じない。これはすなわち、脳が「いまは痛みを感じなくていい」「ここでは痛みを感じなさい」というように、私たちの痛みの感覚を調整しているからです。

また、痛みは主観的なもので、心の動き（情動）にも左右されます。人によって、あるいは時と場合によって痛みの感じ方が変わります。

好きな人と一緒に仕事できる日は、いつもの痛みを感じないのに、苦手な上司と2人で残業しなければならない日は、ことのほか腰痛がつらい。娘と2人、台湾旅行に行っている最中は全然痛くなかったのに、帰宅して夫が「メシはまだか?」と言ったとたんに腰が痛くなった……。

ペインクリニック外来で、いやな上司との仕事や、無理解な家族のひと言で痛みが悪化すると訴える方を、私はこれまで何人も診てきました。その方たちは傷の炎症が悪化したからというよりも、脳の痛みのとらえ方が大きく影響して、痛みをより強く感じています。

このように、痛みをどう感じるかは、症状の大きさばかりでなく、さまざまな事象が複雑にからみ合って決定づけられているのです。

痛みの感覚が崩れているのが慢性疼痛《とうつう》

当初はさほどでもない痛みでも、改善されないまま時間がたつと「慢性疼痛」という状態に移行します。目安は痛みが3カ月以上続いていることです。手や指の痛みに限らず、頭痛や腰痛などあらゆる痛みの疾患に当てはまります。

慢性疼痛の大きな特徴は、痛みの感覚が狂わされていることです。

痛みの始まりは傷の炎症などですが、慢性疼痛になると脊髄が痛みを記憶してしまいます。痛みのそもそもの原因である炎症が治っているにもかかわらず痛み続けたり、より強くなったりする状態です。痛みが続くと、脊髄の神経は痛みを伝える物質を放出しやすくなり、また軽い刺激でも痛みと認識するようになるので、「痛い刺激はより痛く、痛くない刺激でも痛いと感じる」状態になるのです。

痛みに過敏になるので、たとえば、ペットボトルのふたを開けようとすると痛い、ペンを持っても痛い、お皿を洗うのも痛い、ちょっと冷えるだけで痛みが増す、というように、日常生活のさまざまなシーンでかなり不自由な思いをすることになります。

「痛いなら痛み止めの薬をのめばいいじゃないか」

と思うかもしれません。しかし、慢性疼痛は脳や脊髄神経の痛みのとらえ方そのものが変わってしまっている状態ですから、一般的な痛み止め薬では治りません。

病院を受診すると、検査をした後にたいてい痛み止め薬が処方されますが、そのほとんどが「NSAIDs（エヌセイズ）」と呼ばれる系統の薬です。

エヌセイズとは「非ステロイド性抗炎症薬」のことで、病院の処方薬でもドラッグストアなどで売っている市販薬でも、ほとんどがこの系統です。処方薬で代表的なものには、ロキソプロフェン（商品名：ロキソニンなど）、ジクロフェナク（商品名：

ケガがよくなっても痛みが消えないワケ
～慢性疼痛のしくみ

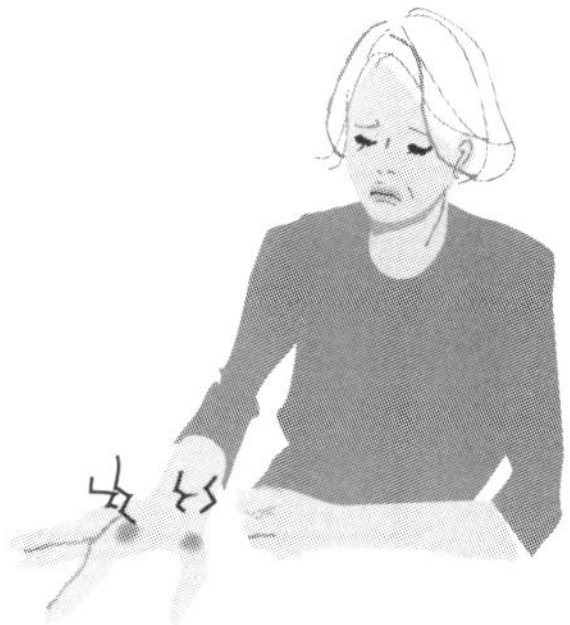

短期的な痛み

傷の炎症などによる痛み。交感神経が刺激され、筋肉が緊張して硬くなる。その結果、こりや痛みがさらに生じやすくなる。

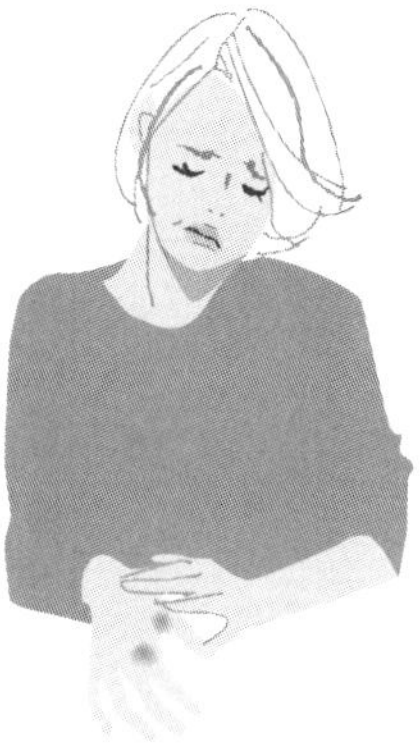

1～2カ月続く痛み

長く痛みを抱えていると、ストレスホルモンの作用が活発になり、免疫力低下や血糖値上昇などの反応が起こることも。気温や気圧の変化で痛みが増したりもする。

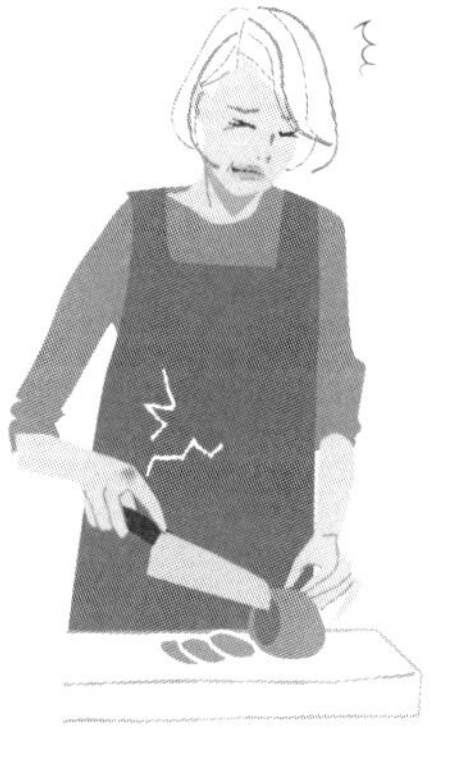

慢性疼痛

痛みが3カ月以上続くと、脊髄神経が「痛みを記憶」してしまう。そのため、「痛い刺激はより痛く、痛くない刺激でも痛いと感じる」状態になる。

ボルタレンなど）などがあり、市販薬ではアスピリン（商品名：バファリンAなど）、イブプロフェン（商品名：イブなど）などがあります。ほとんどの方がのんだことがある薬ではないでしょうか。

ところが、炎症がない慢性疼痛にエヌセイズは効きません。エヌセイズが効果を発揮するのは、ケガなどをして痛みが発症した直後から傷が修復されるまでの急性期と呼ばれる時期までです。すなわち患部に炎症が起きていて、そのせいで痛みが出現している時です。

たとえば、転んでひざをすりむき出血してズキズキ痛む、手術の後で傷が腫れたり出血したりして痛む、といった症状にはエヌセイズがよく効きます。

しかし、3カ月以上も痛みが続いている慢性疼痛では、通常、患部に炎症はほとんどありません。傷などによる腫れや炎症がすでに治っている慢性痛に、エヌセイズを使っても効果は得られないのです。

それればかりか、エヌセイズを長期に連用することで胃腸障害や腎臓障害などの副作用を起こしかねません。お金をかけて慢性疼痛に効果のないエヌセイズをのみ、体を壊すリスクを負うのでは、痛みに悩む方々は踏んだり蹴ったりです。

しつこく続く慢性疼痛に対して効果を感じられないエヌセイズをのみ続けるのはやめるべきです。痛みに過敏になっている神経の感じ方そのものを調整しなければ、慢性疼痛のつらい痛みから解放されることはないのです。

コラム

痛み止め薬ののみすぎ、湿布の貼りすぎには要注意

手や指が痛い時、肩こりや腰痛の時、手軽に貼《は》ることのできる湿布は便利なものです。

「痛み止めをのむよりも体にやさしいし、直接貼ると気持ちいいし、症状が楽になる」こんな印象をお持ちの方も多いのではないでしょうか。

ところが最近は、のみ薬にとても近い効き目を持つ湿布が開発され、病院で処方されています。貼るだけで、薬効成分の血中濃度がのみ薬とほぼ同じ値に達するのです。

効き目が強いので、1日に貼っていいのは2枚までとされており、病院で処方

される時、また調剤薬局で受け取る時には必ずその説明があります。

通常の湿布も同様の注意が必要です。1日の容量を超え、「手も痛いし、ひざも肩も痛いな。そうだ、腰にも貼っておこう」といったように、一度に何枚も貼ってしまう方がおられます。

すると、どんなことが起きるでしょうか。

湿布には、先にご説明した「エヌセイズ」という消炎鎮痛剤が含まれていることが多いのです。エヌセイズは胃粘膜の保護作用を抑制する働きがあるため、規定の用量より多く貼ると、皮膚から体内に浸透したエヌセイズによって、胃に負担がかかって胃炎を起こすことがあります。

ひどい場合は胃潰瘍《かいよう》や十二指腸潰瘍を起こしたり、長期の使用では腎障害を起こしたりする危険すらあるのです。

また、湿布くらい好きなだけ貼ってもいいだろう、と考えてたくさん貼ったうえに、自己判断で痛み止め薬をのむことも、もちろんアウトです。

痛み止め薬は口から、湿布は皮膚からと、体への入り口が違うだけで体内での作用は同じ。痛み止め薬の主成分も同じエヌセイズなので、二重に胃を痛めつけることになります。

一般的な湿布の場合でも、8枚程度貼ると痛み止めの錠剤を1錠のんだのと同じことになります。ましてや強力な作用を持つ湿布の場合は、2枚貼るだけで消炎鎮痛成分が1日の規定の血中濃度に達します。

痛いところに貼ればいいという手軽さで、あちこちに湿布を貼って、のみ薬も多めにのんで……などとやっていると、体に深刻な悪影響が及んでしまうので、くれぐれも気をつけましょう。

神経ポイントから脳・脊髄に働きかける10秒神経マッサージ

慢性疼痛になると脊髄の神経が痛みを記憶し、より痛みを感じるようになると前項でお話ししました。

小さな刺激に対しても脊髄で痛み伝達物質が大量に出てしまい、脳が過剰に痛みを受け取ってしまう——慢性疼痛は、痛みが「クセ」になっている状態です。

このように、いわば誤作動で暴走している機械のようになってしまった神経伝達を整え、痛みを即座に取り除くことができるのが10秒神経マッサージです。

10秒神経マッサージは、体の浅い部分を走る神経を刺激することで痛みをやわらげるマッサージです。

刺激すべき部位は神経解剖学で科学的に決定づけられており、そこに10秒という短い刺激を加えると、その刺激が電気信号となって脊髄神経を通り、脳の中枢神経に伝わります。

そして、その刺激が92ページでご紹介した「下行性抑制系」という私たちが過剰に痛みを感じすぎないために体にもともと備わっている働きを高め、痛みを改善していきます。

痛みの感じ方が変わるから、手と指の症状が良くなる

「10秒神経マッサージで痛みが取れるというけれど、本格的な解決にはならないんじゃない？」

というご質問をいただくことがあります。

しかし、神経ブロック注射がそうであるように、10秒神経マッサージもけっして一時しのぎの痛み取りではありません。

「痛い」という状態は、筋肉や関節などを硬くして血管を収縮させます。すると、血液やリンパの流れが悪化し、酸素や栄養も十分に行きわたらず、組織が硬く縮こまり、痛みがますます強くなるという負のスパイラルに陥ってしまいます。

10秒神経マッサージによって、神経ポイントにマッサージという物理的な刺激を与えると、その刺激が脊髄を通って脳に伝わります。脳は、刺激されている体の部位を認識します。

そして、その刺激は、脳の大脳皮質《だいのうひしつ》から脳幹《のうかん》を通って脊髄に伝わります。刺激を受けて、脊髄では痛みの情報を伝える神経の働きを抑える物質（ノルアドレナリンやセロトニンなど）が放出されます。脊髄で痛みの情報が抑えられるので、痛みを感じにくくなる、というしくみです。

痛みが軽くなることで、たまっていた痛み物質（痛みを感じる元になる物質、たとえばヒスタミン、サイトカイン、プロスタグランジンなど）が洗い流されます。すると、痛みがやわらぐことによって手や指が楽に動かせるようになります。その人の抱えている症状の重さや長さ、痛みの程度などによって手や痛みの軽減度は異なりますが、凝り固まっていた関節などが軟らかくなり、血流が改善して痛みを感じにくくなるのです。

また、脳から痛み止め作用のある物質が分泌されることも大きな効果です。

それらの作用によって、脊髄に刻み込まれた「痛みの記憶」を変え、痛みの感じ方そのものが変わります。感じなくてもいい痛みを過剰にとらえてしまうクセが直り、それによって血行が良くなって、さらに痛みを感じにくくなるという正のスパイラルの状態に持っていくことができるのです。

10秒神経マッサージで痛みが消えるメカニズム

❶痛みを伝えている神経の
神経ポイントを刺激

❷刺激したシグナルが脊髄
→脳へと伝わる

❸脳から痛みのシグナルが
伝わるのを抑える物質や、
痛みを抑える物質などが
分泌

❹痛みがやわらぐ

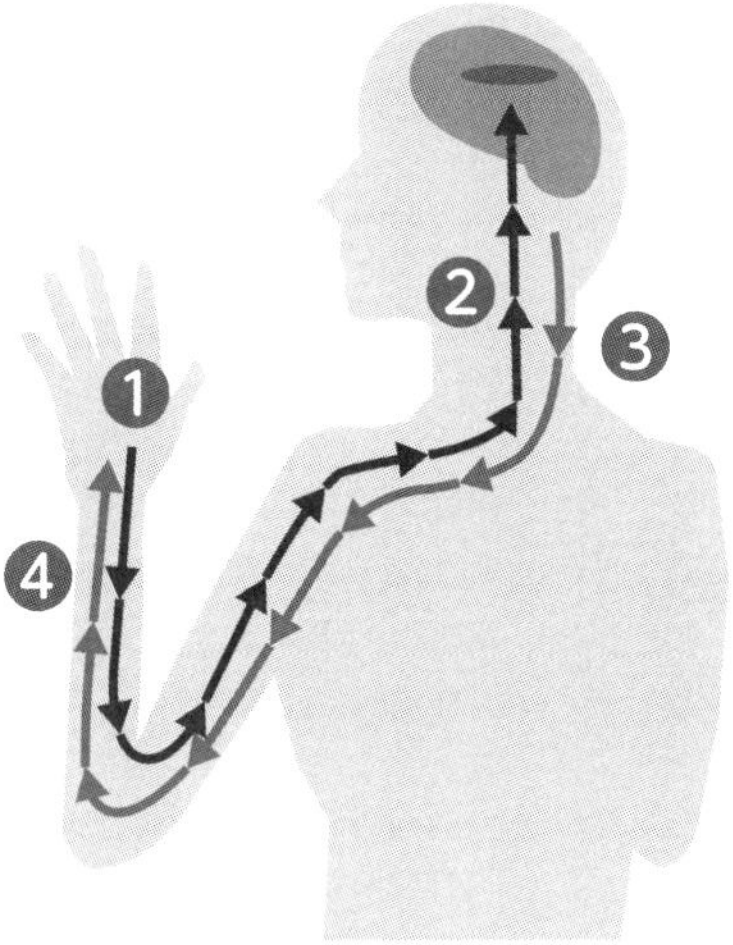

皮膚の表面近くを神経が走るポイント＝神経ポイントにイタ気持ちいい刺激を与えると、そのシグナルが脊髄を通って脳に伝わる。すると、脳から痛みのシグナルが伝わるのを抑える物質が出されて、痛みをやわらげてくれる。さらに、「痛みの記憶」もリセットされる。

私のクリニックでは、なかなか痛みが改善せず、痛みを我慢するしかなかった方が、10秒神経マッサージによって元気を取り戻しています。

「治らない痛みだと思っていたのに、こんなに良くなるんだ」

「何をするにも痛かったのに、こんなにスムーズに動かせるようになるんだ」

と感じることは、みなさんにとって希望の光になります。

10秒神経マッサージによってつらい症状を改善し、喜んでくださる大勢の方々の明るい表情を見ることが私の喜びです。

＊（参考文献：Yezierski RP,et al:J Neurophysiology 49:424-440,1983）

コラム

ハリやツボ、普通のマッサージとはここが違う

街を歩けばマッサージ店の看板がたくさん目に入るのは、体の痛みやこりに悩む人の多さを物語っています。

いわゆる一般的なマッサージと10秒神経マッサージはどこが違うのでしょうか。

痛いところがあると、私たちは思わずその部分をさすったりもんだりします。それはなぜかというと、無意識にではありますが、さする、こするなどの刺激を与えることで、痛みを感じにくくするためです。

マッサージが気持ちいいのも理由は同じ。皮膚の表面にきている神経の末端を刺激し、脳にその刺激が伝わることで心地良さを感じます。こわばった筋肉を手でほぐすと、血液やリンパの流れそのものが良くなってリラックス効果を得ることもできます。

ただ、マッサージは、受けている間は気持ちよくても施術者の手が離れたら刺激はそこで終わりです。患部の痛みをやわらげる作用は続きません。よって痛みの本質的な解決にはなり得ません。

そればかりか、「ギュウギュウもんでもらわないと効かない」といって強すぎるマッサージを受け続けると、逆効果になることもあります。筋肉の細胞が壊れて、線維組織に置きかわって硬くなるため、血流が悪化して、かえって痛みを感じるようになってしまうので注意が必要です。

それでは、ハリ治療でおこなわれる「ツボ」の刺激はどうでしょうか。

東洋医学で、ツボは経穴《けいけつ》と呼ばれています。そこにハリを刺すと、その刺激によって神経に電気信号が発生し、鎮痛効果をもたらします。

近年、多くのツボは重要な神経や血管が走っている部位と一致していることが解明されつつありますが、神経解剖学的にはまったく同じではありません。

10秒神経マッサージは、神経解剖学で明らかになっている、運動神経と知覚神経が並走し、かつ体表の浅いところに出ている「神経ポイント」を刺激することで痛みを取り除きます。神経ポイントから脳へ伝わった情報は、脳から下行性抑制系に働きかけて痛みを取ると考えられるので、確実に高い効果を得られるのです。

5章

手のしびれ・
指の痛みを改善する
日常習慣

カギを握るのは「いま」の自分の暮らし方

手や指の痛みを訴える方には、更年期以降の女性が比較的多く、私のクリニックにもその年代の方がたくさんいらっしゃいます。痛みを改善する治療を何回か続けていくうちに、彼女たちからこのような言葉を聞くことがあります。

「私は家事から逃《のが》れられないんです」

女性の社会進出が盛んですが、家事を中心的になっているのはまだまだ女性です。ましてや40代、50代以降の女性となると、夫や家族らと平等に家事を分担しているケースはまれでしょう。

手や指が痛むと、日常生活のあらゆる動作がつらくなりますが、家事はそのつらい動作の集積です。なかでも、料理で包丁で食材を切るという作業は手や指に力を入れないとできないため、痛みを抱える方にとっては大きな負担となります。とくにカボチャなど硬い野菜を切る時はたいへんな苦痛にさらされることになります。

「私はもう包丁なんか持ちたくないんです。指が痛くてしょうがないから。でも、夫はカボチャの煮物が好きでして……。それに、うちで料理ができるのは私しかいないし、やらないわけにいかないんです」

という言葉からは、手や指が痛い状態でも元気な時と同じように家事をこなして当然だし、家族に迷惑はかけられない。自分さえ頑張ればいいという責任感や義務感、そして同時に、不満や怒りのような気持ちも伝わってきました。

料理という家事は、台所に立って調理することだけでは成り立ちません。

予算や季節、家族の健康状態に応じた献立を考え、買い物に行き、食材を持って帰ってきて、炊飯器をセットしつつ、買ってきたものを冷蔵庫などにしまい、調理時には取り出して、いくつもの食材を切って同時進行で複数のおかずを作り、食べ終われば食器を洗って片づけ、汚れた調理台やシンク、排水口を掃除して、生ゴミをまとめる——こんなにもたくさんの作業が一つのパッケージになっているのです。

この作業量をこなしているにもかかわらず、毎日のことなので、とくに褒《ほ》められることもありません。家族にとっては座って待っていれば食事が出てくるのが当たり前で、そういったことの積み重ねが、日々、痛みをこらえながら家事をこなしている人の心身両面の負担になっています。

また、別の方からは、このようなお話を伺いました。

「スーパーで大きなペットボトル飲料を買うのがいやなんです。家まで持ち帰る時、ただでさえ痛い指にレジ袋の持ち手が食い込んでつらいのに……。でも、子どもも夫も炭酸の飲み物が好きなんですよね」

お二人に共通するのは、報われない作業のつらさを抱えていることです。

家族は大事。その家族のために家事をするのは自分の役割。そう思ってはみるけれど、毎日のくり返しがどうにもつらく、むなしく思えてしまう。それは無理もないことです。

ここで問題になるのは、つらいなと思いながら作業すると、さらに痛みが強くなることです。単にそんな気がするという話ではなく、4章でもお話ししたように、痛みは情動（心の動き）と深く関わっていることが医学的に証明されています。

たとえば苦手な人と会う日には、いつもにも増して痛みが悪化しますし、

「指がふしくれだって太くなってきてしまった。何だかすごく老《ふ》けた感じがしていやだな」

などと思う気持ちも、痛みを増幅する要因になります。何らかのストレス状況下にあると、同じことをしても痛みや症状が強くなるのです。

痛みは自分以外の人が見てわかるものではないため、具体的な症状を話しにくい面があります。家族など本当に身近にいる人には、自分の痛みやそのつらさ、落ち込んでいる気持ち、日々の家事の大変さを一度話してみませんか？

一度ですべてを理解してもらうのは難しい場合もあるかもしれません。しかし、信頼できる人1人でいいんです。その人からの心からの共感の言葉一つで、労《ねぎら》いの言葉一つで、痛みがやわらぐこともあります。「自分を許してあげる」ことが、痛みの改善につながっていきます。

手や指が痛くならない料理のコツ

料理で手や指の苦痛を口にされるのは、前項でもお話しした包丁で食材を切ることと、フライパンを使う作業です。

包丁を使うと痛みがつらい方は、包丁を極力使わなくてすむ調理法を取り入れてみましょう。まずはカット野菜を買ってきて使うことを自分に許してあげてください。

いまはサラダ用のキャベツなどの千切りはもちろん、野菜炒め用に何種類かをミックスしたものや、鍋料理用、カレー・シチュー用など、好みでお肉などを足すだけでバリエーション豊かな料理ができる袋入りカット野菜が用途別にそろっています。値段もすごく割高というわけではありません。デザートに果物を食べたいけれど皮むきがつらいという場合は、やはり豊富な種類が売られているカットフルーツを利用してみませんか？

冷凍野菜を上手に使うのもいいでしょう。

小房に分けてある冷凍ブロッコリーや、使いやすいサイズに切ってある冷凍ほうれん草などを使うと、調理が格段に楽になります。お肉入りのカット野菜という冷凍食品もあり、それならすぐ1品できてしまいます。どれも日持ちするので、買い物の頻度も減らせます。

野菜を切る時は、包丁でなくピーラーを使うのもおすすめです。

皮むきにしか使わないのはもったいない。きんぴらごぼうのささがきは、ピーラーを使うと楽に上手にできますし、鍋料理のシメにピーラーで薄く長く切った大根を使うとツルツルして美味しく、さっぱりといただけます。ニンジンやズッキーニなどをピーラーで細長く切ってサッと茹でてパスタに見立て、市販のパスタソースを温めてかければカロリーを抑えたカラフルなメニューの出来あがりです。

カボチャなどの硬い野菜は、手指が痛む時は無理をしてまでメニューに入れないほうがいいと思います。ですが、どうしても調理する必要がある場合は、4分の1などなるべく小さくカットされたものを買い、電子レンジでチンして少し軟らかくしてから切りましょう。

次にフライパンでの調理です。いわゆる「あおる」動作をすると、手や指に非常に負担がかかります。家庭用のコンロの火力は業務用より小さいので、あおるとフライパンや鍋の中の温度が下がり、調理時間が長くなるなど効率が悪くなるともいわれています。木べらやシリコン製のへらでまんべんなく混ぜ炒めすることをおすすめします。菜箸《さいばし》を使うと手指の痛みが増す場合があるので、症状がつらい時は避けたほうがいいでしょう。

とはいっても、炒め物だとどうしてもあおってしまうという方は、煮物やオーブン料理、蒸し料理などにしてみると調理が楽になります。

私がよく作るのは、フライパンにもやしやちぎったキャベツ（包丁は使いません）などの野菜を敷き詰め、その上に薄切りのお肉をのせて好みの調味料をかけ、ふたをして蒸し焼きにするメニューです。お肉から野菜にうま味や脂が移り、野菜の風味豊かな水分でお肉が蒸されるので、簡単なのにとても美味しく、何より火にかけたら放っておけるのがいいところ。子どもがいるとお肉中心の献立になりがちですが、これなら1品で野菜もたくさんとれるし、余計な油を使わなくてすむので健康にもいいメニューです。

アルミホイルに魚の切り身や鶏のささみなどをのせ、ちぎった野菜と、お好みでバターを少しのせて塩・こしょうしてホイルを閉じ、フライパンでふたをして蒸し焼きにするホイル料理もおすすめです。

さあ、料理の後は食器洗いです。重いお皿から軽い食器に替えるだけでも、手の負担を軽減できます。

ゴシゴシ洗うと手指がますます痛くなるので、汚れたお皿はキッチンペーパーや新聞紙などであらかじめ拭《ぬぐ》い、まずは洗いおけなどに張ったお水に浸けておきます。こびりついた汚れがゆるめば、洗剤をつけたスポンジなどで軽くこすってすすぐだけです。冷たいお水を使うと痛みが悪化する方は、お湯に浸けるといいでしょう。

ある程度値段は張りますが、もし可能なら自動食洗機を導入するのも一つの手です。食器洗いで手を冷やしたり、力を入れてこすったりすることが一切なくなります。導入を検討する価値は十分にあるでしょう。

手の負担が軽くなる掃除&洗濯術

洗濯や掃除などの家事の際も、ちょっとした工夫で手や指の痛みを軽減することができます。

まず、洗濯物を高い位置の物干し竿や、そこに下げた角ハンガーに干している方は、自ら痛みが強くなる行動を取っていることになるので注意が必要です。

腕を肩の高さより上にあげてピンチにとめる動作は、どうしても何度も上を向いたり下を向いたりすることになります。すると、手に向かう多数の神経が通っている首に負担がかかり、肩から腕、手指にかけての痛みやしびれを増長しやすいのです。

ドアの取っ手、イスの背もたれなど、どこでもいいのですが、いったん低めのところに角ハンガーをかけて洗濯物を干し、角ハンガーごと持って竿に移動させるほうが、首に余計な負担をかけずにすみます。

高さがある物干し竿を使っているなら、物干し竿の位置そのものを変えることも検討してみてください。１００円ショップでも売られているＳ字フックを利用するなどして、竿の位置、あるいは角ハンガーを下げる位置の高さを調整するといいでしょう。

掃除は、使う器具をいかに軽いものにするかが重要です。

掃除機をかける時は手でつかんで往復させる作業をくり返すことになるので、手や指が痛い人にとってはつらいものです。電源コードとホースのついた一般的な掃除機は、けっこうな重量があります。キャスターはついていますが、掃除中も、別の部屋に移動させる時に手や腕の力を意外に使います。とくに階段の掃除をする際、本体を持って1段ずつかけていくのは痛む手指にとっては苦行《くぎょう》でしかありません。

そこで、できればコードレスのスティック型やハンディー型の掃除機を1台用意しておくとよいでしょう。一般的な掃除機よりかなり軽いので階段の掃除が比較的楽にできます。部屋の片隅に置いておいても邪魔にならないので、ゴミを見つけたらサッと吸い取ることができて、より部屋の清潔を保てます。「サブの掃除機として買ったのに、掃除はすべてスティック型でするようになった」という方も増えています。

私が重宝しているのは、いわゆる「コロコロ」、ローラー状の粘着式クリーナーです。それこそ部屋ごとに置いておいても邪魔にならず、目についたゴミをすぐに取ることができます。最近は柄の長い商品もあり、フローリングなど床面の掃除もしやすくなりました。

また、掃除同様、手指の負担になるのが、日々の食材や雑貨の買い物です。

スーパーでは重たいカゴを無理して持たず、カートを使うことをおすすめします。

そして、まとめ買いをするとかなりの重さの袋を持ち帰らなければならなくなるので、ある程度こまめに買い物に行くようにしたほうがいいでしょう。

ただ、仕事などの関係でそうしょっちゅう買い物に行けないという方もおられます。最近は、2千〜3千円ほど購入すると無料で自宅まで配送してくれるサービスをおこなっているスーパーもあります。レジ横などあまり目立たないところにその旨《むね》が書かれていたりするので、行きつけの店で確認してみましょう。

また、インターネットをされる方なら、ネットスーパーを利用すると買い物の負担から解放されます。配送料は数百円という店が多く、店舗によって異なりますが5千円程度買うと無料で届けてもらえます。時間指定も可能ですし、担当者が自分の買い物のつもりで丁寧に選んでくれるので、質の悪い品が届く心配もありません。


そのほか、ちょっとした小ワザもご紹介しておきましょう。

びんやペットボトルのふたを開ける時には痛みを感じやすいものです。びんのふたがなかなか開かない時は、ふたとガラスの本体の境目をガスコンロの火に1周させるようにサッとかざしてみてください。熱でふたと本体が膨張する際に金属のほうが先にふくらむので、楽にふたを開けることができます。火傷《やけど》をしないように、適宜、鍋つかみなどを使いましょう。

直火にかざすのが不安な場合は、50℃ぐらいのお湯にふたの部分を浸けたり、ドライヤーでふたと本体の境目を中心に温めたりしても開けやすくなるようです。ふたと本体の間に輪ゴムをはめて開ける方法もありますが、輪ゴムをはめる作業自体が手や指の負担になるのであまりおすすめしません。

びんにもペットボトルにも使える、ふたを開ける時用の便利グッズが１００円ショップなどで売られているので、１つ用意しておくのも一案です。

手指の痛みに効く食べ物

女性ホルモンの一つにエストロゲンがあります。エストロゲンは、細胞でエストロゲンを受け止める受容体（レセプター）と結合することで、さまざまな役割をはたします。

エストロゲンには、女性らしい体をつくること、血管をしなやかにして動脈硬化を予防すること、骨密度を保つこと、コレステロール上昇の抑制などさまざまな働きがあります。前にもお話ししたように、手や指の関節にも働きかけ、関節を軟らかく保ち、血流を維持するなど、手や指の動きや痛みに影響すると考えられています。

手や指の痛みやしびれが更年期以降の女性に多いのは、エストロゲンが減少して、関節のスムーズな動きや血管の柔軟性、血流などが十分に保たれなくなってしまうことが要因の一つです。また、エストロゲンは自分でつくる〝天然の痛み止め〟としても働くので、減少するとより痛みを感じやすくなってしまいます。もちろん手指の疾患以外にも、ほてりやのぼせ、肩こり、イライラや不安などの更年期障害と呼ばれる症状が起きることがあるのは周知のとおりです。

このような世代の女性たちにとくに意識してとっていただきたいのが、大豆イソフラボンという成分です。大豆そのもののほか、納豆や豆腐、おから、豆乳、油揚げなどの大豆食品に含まれ、エストロゲンと似た働きをしてさまざまな不具合を軽減してくれます。

また、大豆や大豆原料の食品は、アミノ酸スコアが100の良質なたんぱく質であることもわかっています。アミノ酸スコアとは、体内でのたんぱく質合成に必要な必須アミノ酸の充足率を表したもので、100に近い値であるほど体にとって有益だと考えられています。必須アミノ酸は体内で合成できず、食品から摂取しなければなりません。ですから、アミノ酸スコアが100か、それに近い食品を食べるほうが効率的にたんぱく質を取り込めます。ぜひ積極的に食べるようにしましょう。

さらに、最近注目されているのが「エクオール」という成分です。

大豆に含まれるイソフラボンが腸内細菌によって代謝されて生み出されるのがエクオールです。研究により、大豆イソフラボンのままの状態よりも強くエストロゲンに似た女性の健康パワーをもたらすことが判明しています。

このエクオールを体内で産生できるのは日本人の2人に1人といわれていますが、原材料が大豆イソフラボンですから、やはり効率よく産生させるためには大豆や大豆原料の食品を意識的にとるようにしたほうがいいといえます。とりたい大豆製品の目安は1日に豆腐2分の1丁です。

じつは大豆イソフラボンは、摂取してからたったの1日でほとんど体外に排出されてしまいます。

「週明けから仕事が忙しくて食事が偏《かたよ》りそうだから、土日は豆腐や納豆をたくさん食べよう」

という食べ方では効果が期待できません。

いろいろな食品をバランスよく食べることが大事です。とにかく大豆や大豆原料の食品だけを多く食べればいいというものではありませんが、毎日、1食のメニューのどこかには大豆製品を取り入れるよう心がけたいものです。

スマホを使う時にはここに注意

いま、スマートフォンやパソコンは、仕事やプライベートの場面でフル活用され、現代に生きる私たちにとって欠かせないツールとなっています。スマートフォンを片時も手放さず、トイレやお風呂にまで持ち込む人もいるほどです。

ところが、これらの便利な機器のせいで手や指の負担は大きくなっており、深刻な痛みに悩む人が増えています。たとえば、あなたは手指をどのように使ってスマートフォンを操作しているでしょうか。

片方の手で持ち、もう片方の手の指で操作する、つまり、いつも両方の手を使っている方はまだいいのです。しかし、操作する際はいつも片手のみしか使わないという方は要注意です。手のひらにのせるようなかたちでスマートフォンを持ち、同じ手の親指で画面のあちこちをタッチしたりスクロールしたりする——この動作が手や指に大きな負担をかけているのです。

そもそも指の関節はまっすぐ曲げたり伸ばしたりする関節です。ねじった方向には動かしにくいという特徴があります。腕や太ももをグルグルと大きく回せるのは、肩の関節や股関節が球のような形をしていていろいろな動きができるようになっているからです。一方、指の関節は左右をじん帯が固定しており、曲げ伸ばしの動作には対応できても、ねじったり回したりする動きは不得意です。スマートフォンを持った手の親指で画面を操作するのは、親指のつけ根の関節などに多大な負担をかけるのです。

大きく見やすい画面が好まれるようになったためか、一時は小型化する傾向にあったスマートフォンのサイズが、最近は再び大きくなってきていることも手や指に負担をかけています。

サイズがアップすれば当然重たくなります。それを片手で持つ場合、とくに女性に多いのですが、スマートフォンの下側に小指を添えることがあります。

機器の重さを支え、誤って落とさないようにという意識が働くのかもしれませんが、ほかの指よりも細い小指に重さがかかった状態で親指をさまざまな方向に動かし、手や指全体をねじるような動作を日々くり返すのですから、痛みが生じるのも無理はありません。

同様に、パソコン作業も手や指に負担をかけます。キーボードを打つ時の負荷や衝撃が手や指に伝わり続けること、そのくり返しが悪影響を及ぼします。

やはり男性よりも手の小さい女性のほうが、こうした影響が大きいのは事実です。なぜなら、スマートフォンにもパソコンのキーボードにも、男女別の商品はありません。男性の手にしっくりくる機器は、女性の手には負担なのです。

スマホを使う時には、せめて両方の手を使って操作するようにしましょう。

指が痛くならないパソコン術

空調のきいたオフィスでのデスクワーク。一見きつい仕事ではなさそうですが、じつはけっこう体にこたえます。常にパソコンを使って手や指を酷使するので、痛みやしびれ、こわばりといった症状で私のクリニックを受診する方がたくさんおられます。

パソコンのキーボードのキーの高さはさまざまで、打った感じの好みも人それぞれですが、手や指へのダメージの観点からいうと、キータッチが軽いタイプのキーボードを使うほうがいいでしょう。高さのあるキーだと、指を持ち上げてから振り下ろすという動作になるので指への衝撃が大きくなります。

パソコン作業でできる限り避けてほしいのは、2~3カ所ほどのキーを同時に押して作業を効率的にする、いわゆる「ショートカット」の操作です。通常、ショートカットは指を広げたり重ねながら不自然にねじる格好になります。たとえば、文章を「保存」する時には「Ctrl（コントロールキー）」と「S」を同時に押します。人によっては、左薬指と小指を広げて伸ばし、手首も少し外側に傾けます。このようにショートカットは、指の中で一番弱い小指の関節を使うことが多く、不自然なひねりを加えた動作につながります。前項でもお話ししたように、指の関節は元来、ひねって押すような動きができる構造になっておらず、大きな負担となります。

適宜休憩を入れて手指をリラックスさせることも大切です。一服するタイミングの目安は、キーボードを叩く音が大きくなった時です。これは指や体が疲れてきた合図で、血流が滞り、関節や筋肉も凝り固まっています。いったん席を離れてストレッチをするなどして、体をほぐすことをおすすめします。

納期に追われていると根《こん》を詰めがちですが、体がガチガチになった状態で無理をして作業を続けるよりも、むしろ効率アップにつながるでしょう。

また、冷房による痛みも見過ごせません。冷えると血管が収縮するので痛みが発生しやすくなり、元からの痛みはさらに強くなってしまいます。しかし体感温度には個人差があるので、自分が寒いからといって勝手に部屋の冷房の温度を上げるのは難しい場合があります。ビルの中のオフィスだと全館冷房システムになっていて、個別の温度設定ができなかったりもします。

そんな時の解決策として、ぜひデスクの引き出しにストールを1枚入れておいてください。手指の冷えを感じたら首にサッと巻くだけです。首には大きな血管と神経が通っているので、しっかり保温すると全身が温まり、痛みを改善することができます。

手指を使った後の10秒アフターケア

どんな病気でも早期発見・早期治療が大事といわれます。しかし理想的なのは、病気にならないように日頃から予防を心がけることです。手や指の痛みもそれと同じで、痛みを感じる前に対処したいものですね。

ここでは、家事などで手や指が疲れたなと思った時や、パソコン作業を続けた後などに痛みを起こさないようにするためのケアの方法をご紹介します。

すべて座ったままでおこなえるので、自宅でも勤務先でも手軽に試してみてください。

(1)腕のしびれが軽くなる10秒マッサージ

ひじから手首（親指側）に向かってやさしく包み込むように、指と手のひらでさすりおろします。「さする」という触覚《しょっかく》で手や指に向かう神経を広く刺激するマッサージです。かつ、手のひらの温かさで、癒やされている感覚やリラックス感が脳に伝わり、痛みの発生が抑えられます。手や指が疲れたなと思ったら10回程度おこないましょう。

腕のしびれが軽くなる10秒マッサージ

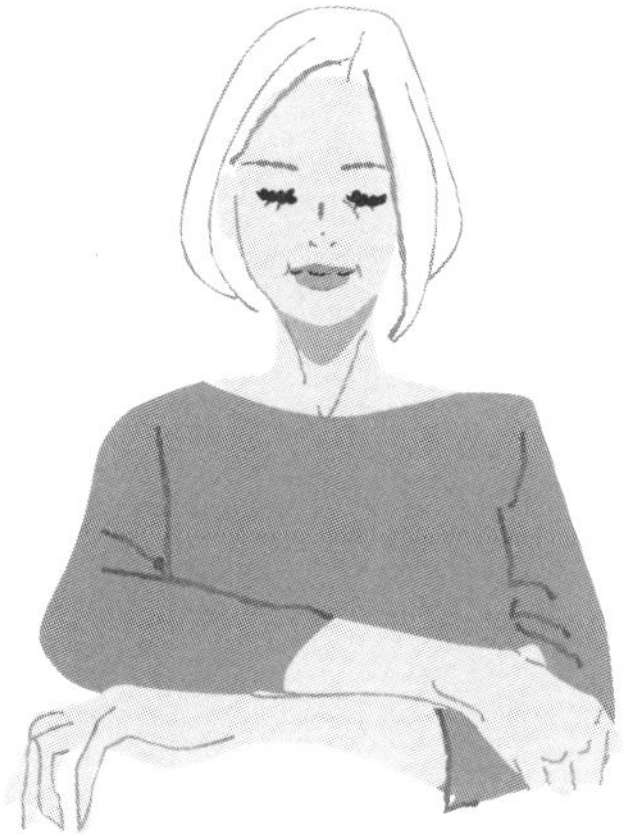

①ひじを反対の手でやさしく包み込むようにする。

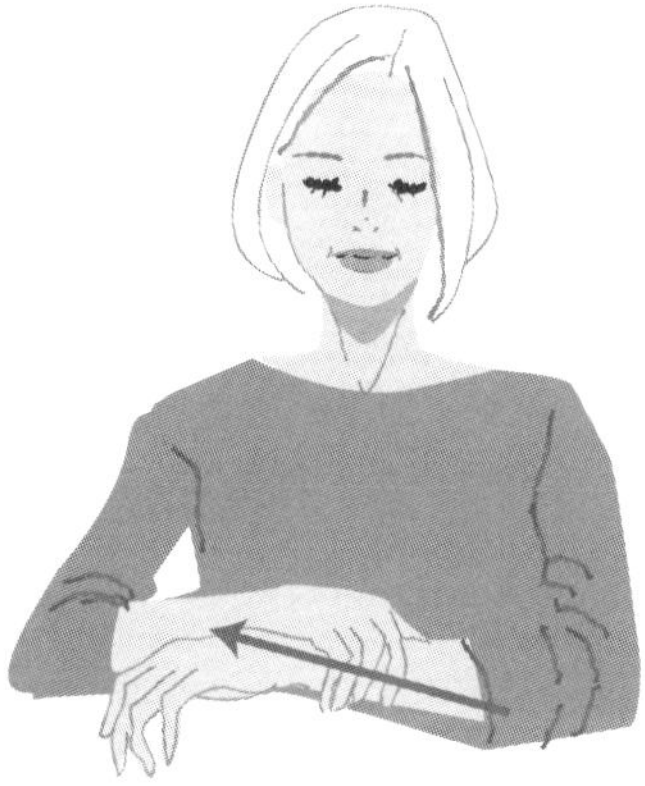

②手首（親指側）に向かって、指と手のひらでやさしくさすりおろす。

このマッサージは、ひじから親指側に向かって、やさしくさするのがポイント。
手や指が疲れたなと思った時に10回程度おこなうといい。

(2) 指のこわばりがほぐれる10秒マッサージ

手や指に疲れを感じた時、自分で血流改善ができる体操です。

両ひじを外側に開きながら肩の高さまで上げ、胸の前で手を軽くグーの状態にします。次に肩甲骨を背中の中心にグイッと寄せつつ、ひじを肩と水平に後ろへ引きます。この姿勢を5秒保ったら、次に手のひらをパーの状態で勢いよく前に突き出して、10本の指の先をグッと全部そらすようにピーン！　と伸ばしましょう。この体勢を5秒維持したら一気に力を抜いて手を下ろし、リラックスします。

ひじを引く時に鼻から息を吸い、手のひらを突き出して指をそらす時は口から息を吐くと、肩甲骨から肩、腕、指先までの血行がさらによくなります。3回くり返しましょう。

指のこわばりがほぐれる10秒マッサージ

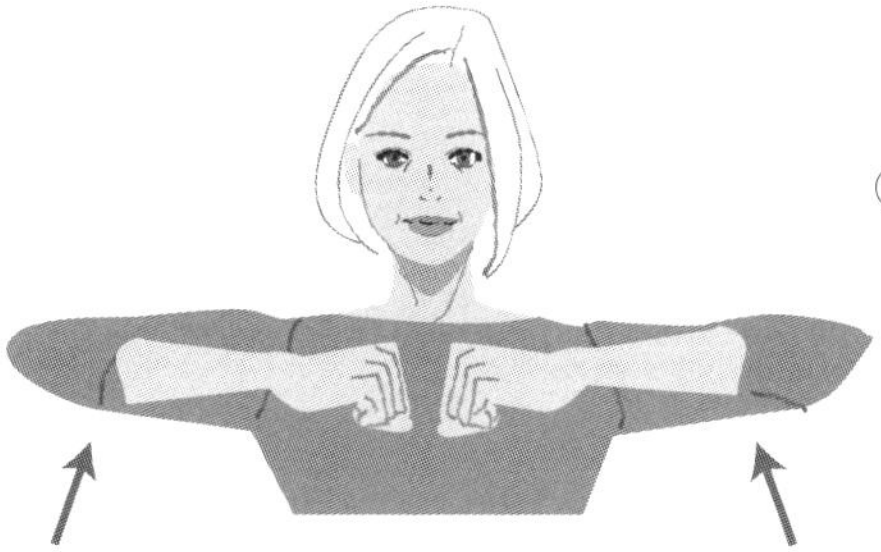

①両ひじを外側に開きながら、肩の高さまで上げる。胸の前でグーッをつくる。

②肩甲骨を背骨に引き寄せるように、ひじと肩を水平に引く。この状態で５秒間キープ。

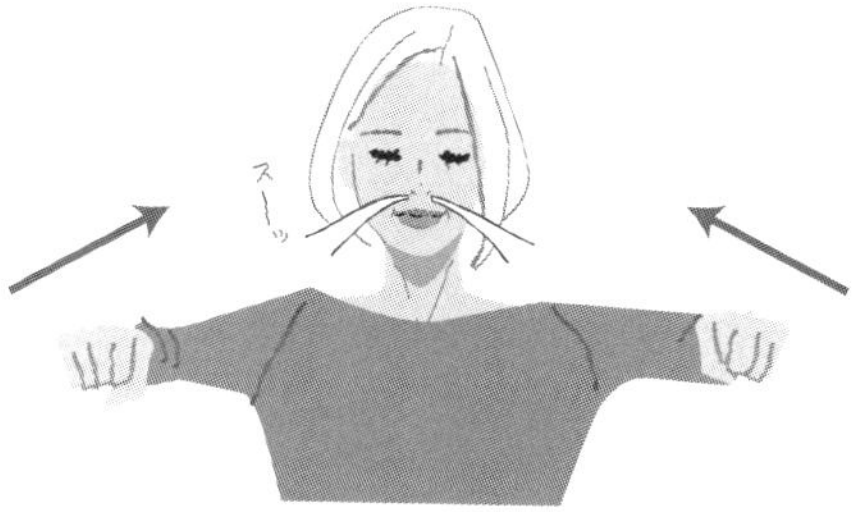

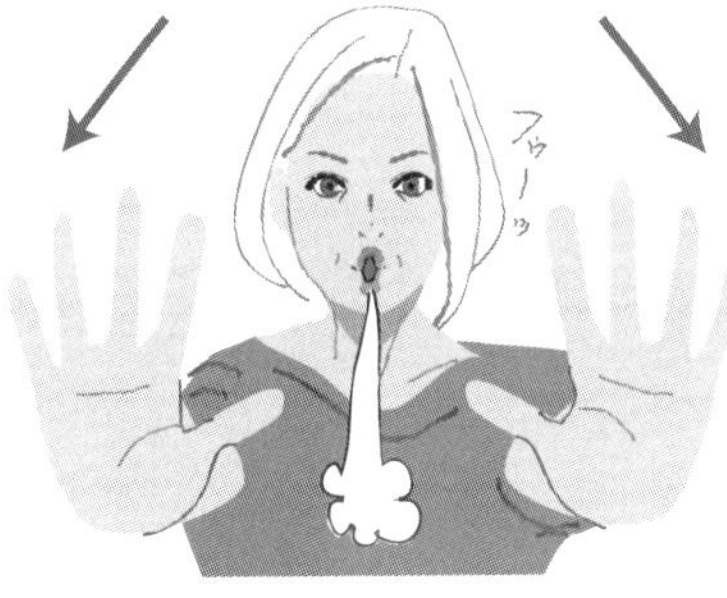

③両手を勢いよく前に突き出すとともに、手のひらをパーの状態に開く。この状態を５秒間キープしたら、一気に力を抜く。
手や指だけでなく、肩や背中、腕の血行も良くなります。３回くり返しておこなうといいでしょう。

（3）頭痛、首・肩のこりがよくなる10秒神経マッサージ……●

耳の上にある「耳介側頭神経《じかいそくとうしんけい》」に刺激を与えるマッサージです。

根を詰めたパソコン作業や睡眠不足などが引き金となって頭の緊張や重さを感じると、頭とつながっている首や肩もこりやすくなります。

手指の神経は、首から肩を通って指先に向かっているため、首・肩がこると手指の血流も悪化して痛みにつながる恐れがあります。頭が何となく重たいな、頭痛がするな、と感じた段階で予防しましょう。

やり方は簡単です。痛みを感じる側の耳の上から3㎝上のポイントを、同じ側の人差し指・中指・薬指の3本の爪を立てて、頭蓋骨《ずがいこつ》に沿って水平に左右方向へ5㎝動かします。缶切りで頭皮を小刻みに開けていくイメージです。頭の疲れを感じている側だけおこなっても、両側いっぺんにおこなってもOKです。

頭痛、首・肩のこりがよくなる10秒神経マッサージ

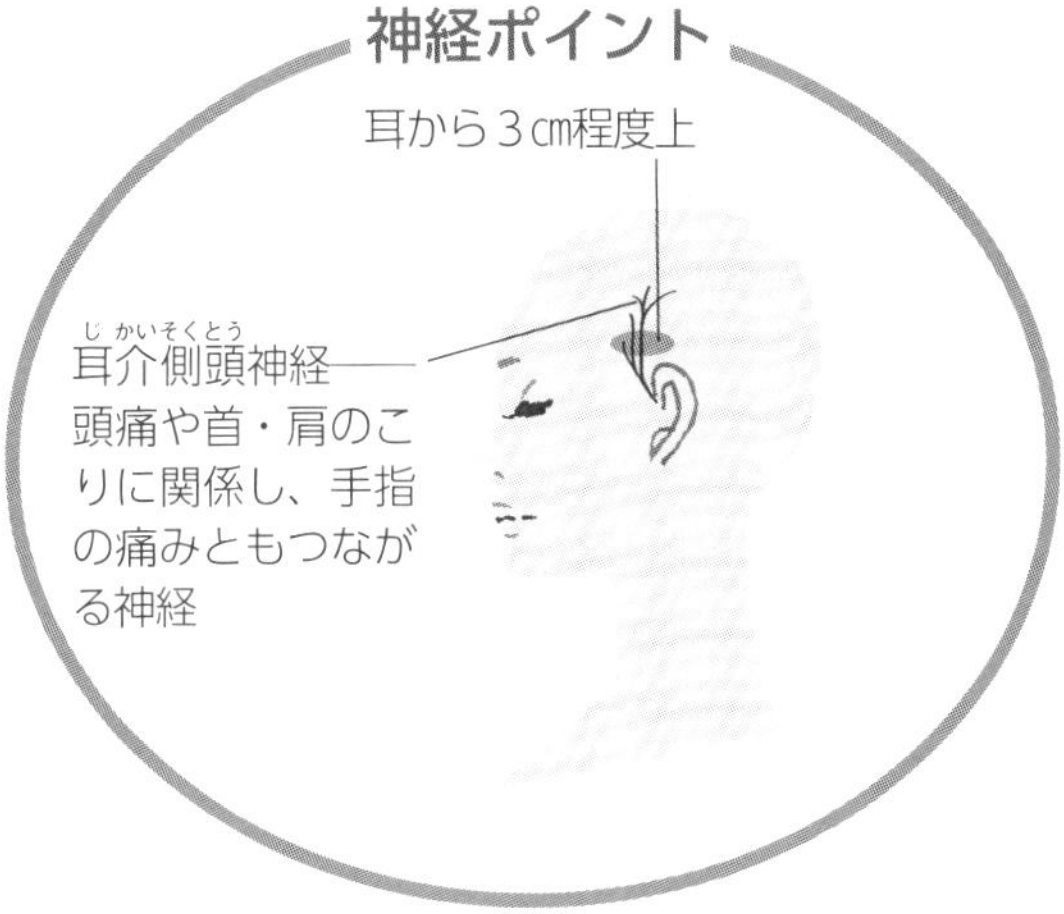
神経ポイント
耳から３㎝程度上
耳介側頭《じかいそくとう》神経
頭痛や首・肩のこりに関係し、手指の痛みともつながる神経

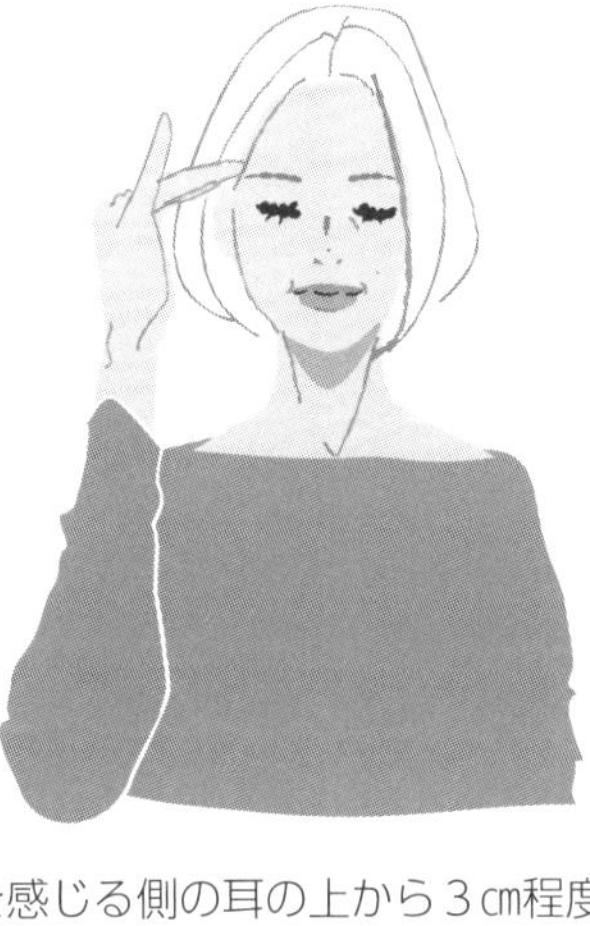

痛みを感じる側の耳の上から３㎝程度のところを、人差し指・中指・薬指の爪を立てて、水平方向に刺激する。

（4）富永式10秒リラックス深呼吸法

リラックスは技術でできます。ここでご紹介するのは、脳をクールダウンし、全身をリラックスさせる深呼吸法です。

まず、脳への刺激を減らすために目を閉じます。次に息を吸いますが、この時、口を閉じて鼻から一気に全力で大きく吸い込んでください。プールで水に潜《もぐ》る直前に、思いきり息を溜め込むイメージです。吸い込んだら口をすぼめ、息を細く長く最後まで吐ききりましょう。3回くり返します。

私たちの体温は36℃前後、外界の温度はおおむねそれより低いでしょう。この深呼吸法は体温より低い温度である外界の空気を、鼻から勢いよく吸い込むことが大きなポイントです。鼻の穴の奥には脳の一番深い部分の静脈のかたまりがあります。そこに冷たい空気を送り込むと、ヒートアップした脳を鎮《しず》める作用があると考えられているのです。

さらに口をすぼめて長く吐ききると、副交感神経を活性化して全身をリラックスさせることができます。全身の筋肉の緊張がゆるみ、血流が良くなっていく様子をイメー

富永式10秒リラックス深呼吸法

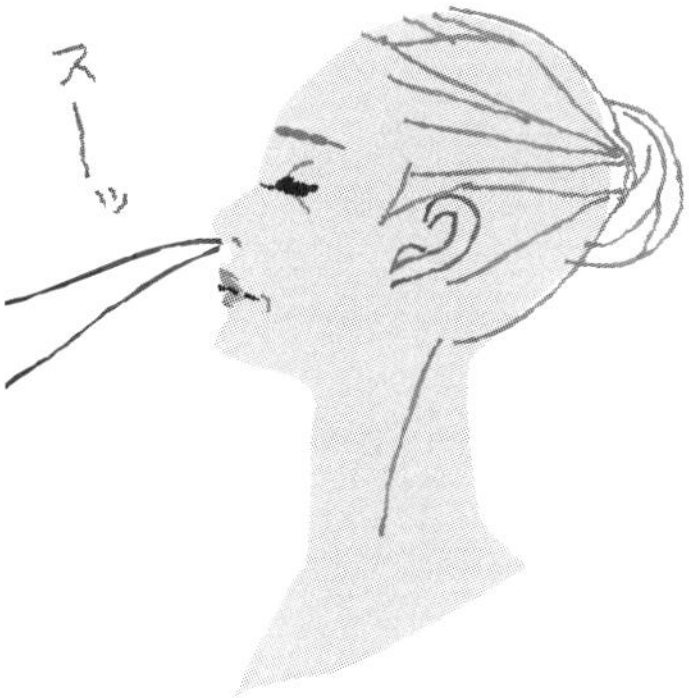

①目を閉じて、「鼻の奥に冷たい空気を送り込む」イメージで、一気に鼻から空気を吸い込む。

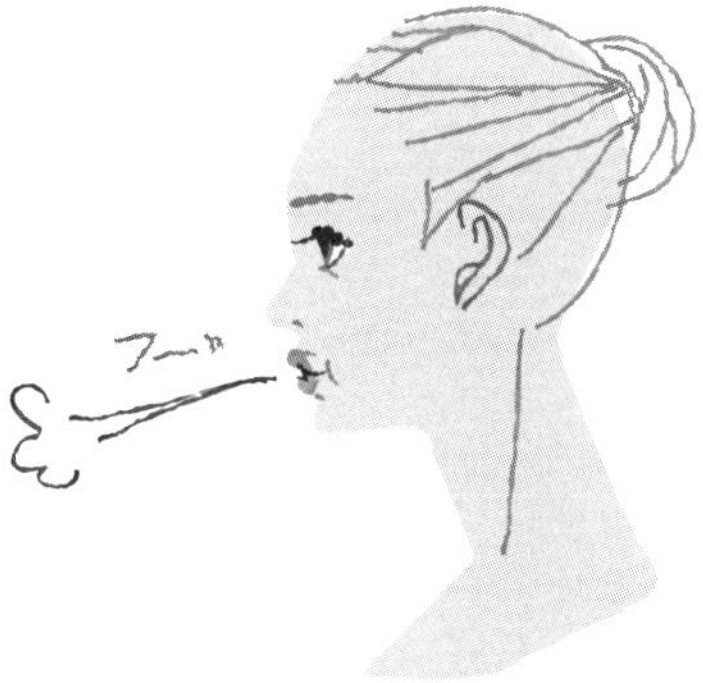

②口をすぼめて、細く長く息を吐ききる。これを３回くり返す。

鼻の穴の奥にある静脈のかたまりに向けて、冷たい空気を送り込むことで、脳をクールダウンし、副交感神経を活性化して、全身をリラックスさせてくれます。

ジしながら、ゆっくり息を吐ききるとより効果的です。

体の緊張や過度なストレス、不安があると、さまざまな痛みを感じやすくなります。自分をいつ、どこででもリラックスした状態に持っていく方法を知っていることは、心身の健康の大きな味方になります。

お気に入りのハンドクリームで痛みがやわらぐ

手指が痛くて受診した方に「手を見せてください」と言っても、見せるのを躊躇《ちゅうちょ》される方がいます。また、見せてくださってもすぐに手を後ろに引っ込めてしまわれる方もいます。

手が痛いという段階を超え、ふしくれだってきたり、指が曲がったりしてくると、どうしてもコンプレックスを抱くようになります。他人の目に触れるのがいやでたまらなくて隠したい。そんな気持ちが痛いほど伝わってきます。

でも、だからこそ、ご自身の手をいたわってあげてほしいと思います。

長い間ずっと頑張ってきてくれた手。そしてこれからもずっとつき合っていく手。

痛いから、形が変わってしまったからと目を背けるのではなく、大事に慈《いつく》しんであげましょう。


まず初めに、2種類のハンドクリームを買ってみましょう。

高いものを買う必要はありません。これが好きと思えるものならどんなものでもよく、可愛いパッケージのものや、好きな塗り心地や香りのものを選ぶ時間も楽しいものです。

しっとりタイプとさらさらタイプ、ローズの香りとシトラスの香り、ピンクのパッケージとミントグリーンのパッケージというふうに、異なるタイプのハンドクリームをそろえれば、その日の気分に合わせて選ぶ楽しみが増えます。

お気に入りのハンドクリームを用意したら、手の隅々《すみずみ》までたっぷり塗り込みます。

忙しい方でもゆったりと自分だけの時間を過ごせる就寝前などがいいですね。

「1日よく頑張ったね、私。ありがとう」

そんなふうに心の中でつぶやきながら、手肌がしっとりするまでなじませましょう。

私のお気に入りのハンドクリームは、ピンクのフクロウの絵柄のついた缶入りのものです。毎晩、寝室で忙しかった1日を思い出し、手に感謝する気持ちで塗ってから休みます。

「自分のためのお気に入りハンドクリーム」を使って、手をいたわるケアで1日を締めくくることで気持ちが落ち着き、自分の手指が愛《いと》おしく思えてきます。お気に入りの中から選ぶ、好きな香りを楽しむ、気分によってタイプを変えられる。選択肢がある暮らしは、心の豊かさにつながります。だから、毎日頑張っている自分を癒やしてあげる、心理的効果の高いケアになるのです。

伝え方を変えるだけで痛みは改善する

本書の10秒神経マッサージで「よくなってきた！　嬉しい！」と感じていただけた

ら、ぜひそのことを誰かに話してください。それをあなた自身の耳が聞き、脳にその情報が入って、よくなってきた状態を実感することがさらに痛みを改善します。

痛みを感じている期間が長引くほど、脳や脊髄、神経にとっては痛いのが普通の状態になって、痛みをガッチリと記憶してしまいます。前にもお話ししたように、「痛いところはより痛く、痛いはずのないところまで痛い」という悪循環に陥《おちい》ってしまうのです。

ところが、いったんよくなり始めると、痛くないのが普通になり、徐々《じょじょ》に痛みの記憶が書き換えられて、さらに痛みが軽減します。「よくなった」と人に話すことで自分の痛みがますますよくなるのですから、話さない手はありませんね。

痛くないという状況を積み重ねていくことはとても大切で、実際に、少しずつ手指の血流がよくなり、皮膚の色もよくなっていきます。

また、「いままで本当につらかったけれど、自分でできる簡単な方法でよくなったのよ」と話すことは人助けにもつながります。

あなたの周囲にも、手や指の痛みを我慢している人が必ずいます。更年期世代ならなおさらそうでしょう。いい経験を伝え、マッサージの方法を教えてあげることで、耐えるしかないと思い込んでいた痛みから救われる人がきっといるはずです。

おしゃべりの話題が増え、いい情報が喜ばれて、コミュニケーションが良好になり、治ってきたということが自分の痛みの症状の軽減になり、自信にもつながる——これこそ正のスパイラルです。

よくなってきたと人に話すことは10秒神経マッサージと同じく、「自分で自分にしてあげられる治療法」なのです。

指が痛い時は、歯と歯のすき間まできれいに歯磨きをする？

脳は、体のどこかに不調はないか？　どこか悪いところはないか？　と常にパトロールしています。私たちがとくに意識することはないのに脳が自発的に不具合を探すのは、命を守るためにそなわった大切なしくみです。

体のどこかに痛みがあると、私たちはどうしてもそこに気持ちが向いてしまいます。

そして、

「指が痛い。痛いけれど仕事は休めないし、家事もしなければいけない。つらい。でも、痛くても頑張ってやらなくちゃ」

というように、マイナスの思いがどんどん積み重なっていきがちです。

こうなると、痛みのために優位になっている交感神経が余計に緊張し、血流が悪化します。そしてストレスホルモンが分泌され、体調がさらに悪化するという負のスパイラルに陥ってしまうのです。痛みにずっと焦点《しょうてん》を当て続けていると、より痛みが強くなり、回復が遅くなってしまう——痛い時に痛いと思うのはしかたがないし、いったいどうしたらいいのでしょうか。

効果的な対策がちゃんとあります。脳が痛みに当てている焦点《しょうてん》を、まずは一度はずしてしまうのです。やり方は簡単。毎日当たり前におこなっていることにほんの数分間、一極集中するだけです。

一番のおすすめは歯磨きです。前歯、奥歯、歯の裏、歯と歯の間、すべての部分を完璧に磨き上げてください。とにかく集中して歯の一本一本を一生懸命に磨き上げると、その間は痛みが楽になっているはずです。脳が痛みの場所に向かって照らし続けていたサーチライトをいったん歯に向かわせることで、「痛い！　痛い！」と思わずにすむ程度の状態にトーンダウンさせられるのです。

　これは臨床心理学における認知行動療法という心理療法の一つです。認知行動療法とは、物事のとらえ方の偏りを修正して適切な行動が取れるようにし、さまざまな問題を改善していく技法です。

　痛み以外の方法に一極集中する行動は、毎日習慣的におこなっている何気ないことであればあるほど理想的です。最初は3分間集中することから始めてみましょう。1日24時間のうち、たった3分です。歯磨きのほかにはシャンプーもおすすめです。頭皮全体を指の腹でくまなく洗い、後頭部から襟足《えりあし》までキレイにするにはけっこうな集中力が必要だからです。

　男性なら髭剃《ひげそ》り、女性ならお化粧もいいでしょう。フルメイクだと時間がかかりすぎるので、美しくスッとした眉を描くことや、ダマひとつなくマスカラを美しく塗ることなどがおすすめです。

　白いご飯をお茶碗1杯食べることに集中するのも効果的です。

「口にご飯が入ってきた。温かいな。お米のふんわりした香りが鼻に上《のぼ》ってくる。いい匂いだ。お米の1粒1粒が際立って、ちょうどいい硬さに炊けているな。ああ、噛むほどに甘みがじんわり増していく。飲み込んだ。いま、食道のあたりかな。胃まで行ったかな」

というように、意識の焦点をご飯だけに向けるのです。

このように、脳を痛みから断ち切る生活習慣を取り入れると、痛みと、それに伴う負のスパイラルを遠ざけることができます。自分ではどうしようもないと思いがちな痛みですが、そこで自分をケアする方法を知っておくことで快適な毎日を過ごせますよ。

指の痛みには「マイペース」が効く

しつこく続く慢性疼痛の方でも、「あれっ？　今日は痛みが楽だな」と思う日があります。

そのほかの日は「いつもどおり痛い」か、「今日は痛くてたまらない」ですから、調子がいいと感じると、ここぞとばかりに張り切って、普段できなかったことをやろうとしがちです。

でも、ちょっと待ってください。痛みがいつもより軽い日にこそ、頑張らないことをおすすめしたいのです。

衣替えや布団干し、庭木の手入れや、ちょっと遠い店での買い物など、手指が痛む時はひかえている用事は多いものです。にもかかわらず真面目で頑張り屋の人ほど、頭の中の〝やらなければいけないのに、できていないことリスト〟の項目が日ごとに増え、調子がいい日にそれらの用事を全部片づけようとしてしまう――すると何が起こるでしょうか。

痛みを軽く感じる日なので、普段できる用事が5のところ、8や10までやってしまったりします。すると、もともと痛んでいる関節に大きな負担をかけてしまうので、その翌日は痛みで手指が動かせないほどボロボロの状態に。しかも普段より手指が痛い悪化した状態が数日続くこともあり、「ああ、やっぱり自分はダメなんだ」と気持ちまでダウンしてしまいます。つい頑張りすぎたために、後のダメージが非常に大きくなるのです。

さらに、できなかった日のストレスがさらに脳に痛みの記憶を刻み込むので、結果的に痛みの強い日が増え、調子のいい日が減ってしまうことにもなります。

調子のいい日は気分も上向きになります。いろいろなことがしたくなってしまう気持ちは十分にわかります。ですが、そんな時こそ自分のペースを守ることが大切です。普段から用事を小分けにして、痛みを強く感じる日と、調子がいい日の作業量に大きなバラツキが生まれないようにしましょう。

たとえば衣替えを一気にすませるのではなく2回に分ける、家族4人の布団を干したいけれど2人分にしておく、など、自分の体の状態と体力を考えて、調子がいい日にオーバーワークにならないようにご自身で調整することが大切です。

また、短い休みをこまめに取ることも意識しましょう。一つの仕事や作業を小さく切り分けておこない、後でダメージがこないようにするのです。

このような調整のしかたを「ペーシング」といいます。無理をしてたくさんの用事をすませた後に痛みが強くなってドーンと落ち込む、といった激しいアップダウンを避けることで、痛みを自分から遠ざけ、生活の質を良くすることができるのです。

調子がいい日も悪い日もあります。「いい日」は「悪い日」のために、そして「悪い日」は「いい日」のために、ペースを保ちながら、痛みに左右されない生活を手に入れましょう。

いまの自分に合ったゴールを設定しよう

日々、痛みと向き合っている方にとって最大の望みは、痛みがゼロの状態になることでしょう。でも、長年痛みに悩み、「先生、私のこの痛みを根本的に治してほしいんです」とおっしゃる方に、私は「残念ですが、完全に痛みをなくすことは無理ですよ」とお話しすることがあります。

昨日今日起こった急性の痛みならなくすことも可能かもしれません。しかし、誰しも避けられない加齢に伴い、長い時間とその間の行動習慣などから骨や関節に起きたダメージ。それによる慢性の痛みや変形を完全にゼロにすることは、現代の医学では難しいと言わざるをえないのです。

ここでポイントになるのは、ゴールを設定することの重要さです。

20歳には20歳のゴールがあり、70歳には70歳のゴールがあります。

「痛みを完全にゼロにする」といった現実的でないゴールを設定し、そこにたどり着けないと嘆くのは、感情と時間の無駄遣いです。本当に自分がやりたいことで、かつ達成可能で現実的なゴールを設定し、そこに向けて進んでいくことが、結局は達成の喜びも痛みの軽減も実感できる最良の道なのです。

ある50代の女性の具体的なエピソードをお話ししましょう。彼女は、ご主人とともに30代から居酒屋を経営されていました。ご主人は食材や飲み物の仕入れと調理を担当、彼女は開店準備から始まって、料理を運び、洗い場に入り、レジを打ち、お店の後片づけもするという生活をずっと続けてきました。

ところが、50歳になったころから手や指が痛むようになり、だんだん仕事がままならないほど強い痛みを感じるようになりました。ご主人は厳しい方で、仕事が遅いと荒い言葉が飛んできます。お客さんにはとびきりの笑顔で接してきた彼女ですが、最近は痛みのせいで、にこやかに接客するのも難しくなってしまったと来院されました。

自分が仕事を辞めれば店が回らなくなる。料理を運ぶ人と洗い場の人を雇ったら経営が難しくなってしまう。もう店をたたむしかないかと言いつつ、本当はずっと続けていきたいともお話しされました。お店の仕事は大変でも、その方にとっては生きがいだったからです。

診察の結果、痛みは改善できると診断しました。そして、仕事のすべてを昔と同じようにするのは難しいかもしれませんが、これまでの6〜7割のお仕事ができるくらいには回復させられます、とお伝えしました。

その後、治療により痛みが軽減し、洗い場にアルバイトの学生さんを入れたことで、彼女は元の笑顔を取り戻しました。大量の食器を洗う仕事は人に任せましたが、長くお店に通ってくれる常連さんなどに、心を込めて笑顔の接客ができる毎日が復活したのです。

「昔はこれぐらい難なくできたのに」「なんでこんなに何もできなくなったんだろう」などと、昔の自分と比べて嘆いていてもいいことはありません。30代のころに普通にできたことでも、50代の現在はできないというのは、言ってみれば当たり前です。

現状をただ嘆くより、いまの自分に合った実現可能なゴールを設定し、いまできることをしっかり着実にやって、「私はできるんだ」という成功体験につなげるほうが痛みのコントロールは良好になります。それに、そういう人生のほうがずっとイキイキして楽しいと思いませんか？

痛みが取れると、人間関係もうまく回りだす

手や指だけでなく、体のどこかが痛いときに、心から明るく振る舞える人はいないでしょう。イライラしてまわりの人や物に当たったり、誰に会うのも何をするのもいやになって、殻に閉じこもったり……。

家族が何の気なしに口にした言葉に、怒りを爆発させることもあるでしょう。

「どうしてこんな手抜き料理しか出てこないんだ」
「台所に洗い物をためておくなよ」
「家にいるんだから、もう少し掃除したらどうなんだ」

などと夫に言われ、大喧嘩になったと話してくれた方もいました。

相手が家族だと、他人には言わないような内容を、他人にはしないような言葉遣いでつい言ってしまうことがありますよね。

このご主人もとくに悪意があったわけではないのでしょうが、ただでさえ痛くて機嫌が悪いところに、このような言葉を聞かされる妻のほうはたまったものではありません。

怒りは痛みを増悪《ぞうあく》させます。とくにいつも痛みを抱えている人は、イライラやストレスを感じると、さらに痛みが悪化します。イライラが引き金になって交感神経が優位になり、血管や筋肉を収縮させ、血流が悪くなるからです。

また、「重病の配偶者のいる人は、うつ状態になりやすい」といわれているように、家族の体調の悪さが長引くと不安が増すことになります。

「家族が病気と闘ってがんばっているのだから、私が支えなきゃ」と思っているのに、痛みのために家事などが十分できない状態は、いっそう負い目を感じやすいものです。その結果、相手との関係がぎくしゃくしたりと、本当にマイナスなことばかりです。

痛みには、人間関係を悪いほうへ悪いほうへ持っていく強大な負のパワーがあるのです。

痛みが取れると自分が楽になるだけでなく、まわりの近しい人との関係が良好になります。痛みをただじっと我慢したり、気にしながら放置するのはもうやめましょう。積極的に痛みの改善に取り組み、まわりのかけがえのない人とともに、すこやかで幸せな毎日を過ごしていきたいですね。

おわりに

ペインクリニックは、痛みの治療を専門にする病院です。私のクリニックでは、痛みに悩んで病院を受診しても「原因不明」「年のせい」などと言われて我慢を強いられている方々に、的確な治療とアドバイスをおこなって、痛みをやわらげるお力になることを目指しています。

それともう一つ、「地方においても都市部と同じ最新の医療が受けられる場を提供したい」という強い決意がありました。私の生まれ育った環境と、そこで見てきた「医療格差」がもたらした思いです。

私は僻地《へきち》の漁師町に生まれました。11坪の家に7人がひしめき合う大家族で育ちました。四国の最東端、湾に突き出た半島の突端にある、車が一台ようやく通れる道が走る町です。コンビニなど1軒もありません。八百屋さんもお肉屋さんもなく、医療を受けられる場所は、当時、小さな診療所一つだけでした。私はそこで、十分な治療が受けられないまま大切な人たちの命が失われていくのを見て育ちました。

いとこは出産時の合併症で、20代の若さで亡くなりました。長い間、腰に大きな湿布を貼って、痛みに耐えながら身を粉《こ》にして働いた伯母の腰痛の原因は膵臓《すいぞう》がんでした。見つかった時には、もう手の施《ほどこ》しようがない末期でした。

レントゲンや血液検査の設備もなく、問診や血圧測定、触診程度の診察をして決まった薬や湿布を出すぐらいしかできなかった町の診療所です。大きな病気や命に関わる異常があっても、早期に突き止めることは難しかったのです。いとこや伯母だけでなく、まわりには似たような話があふれていました。

漁師の父も検診など受けたことのない人でしたが、私が医者になった当時とても喜んで、「娘が医者になったのに、父親が検診も受けとらんのはいかん」と言って、がん検診を受けたところ、大腸がんが見つかりました。幸い、初期だったおかげで大事には至りませんでしたが、あのまま放置していたら命の危険にさらされていたことでしょう。がんなどの深刻な病気は、症状が出てからでは遅い場合も多いのです。

現在も、故郷の町の人たちは、よほどのことがないと市内の大病院を受診することはありません。病院までのバスは本数が少なく、片道1時間かかります。ただでさえ朝の早い漁師の仕事で忙殺されていますから、体に異常を感じても我慢して働くのが美徳とすらされています。「具合が悪ければ、さっさと病院に行けばいいじゃないか」と思われるかもしれませんが、そうすることが当たり前ではない環境というものが、地方には存在するのです。

また、仕事、家事、子育て、介護、家族関係などさまざまな状況によって、すぐには病院に行けない方もおられます。持っている健康情報にも個人差があります。「異常を感じたら、即、受診」とはならない現実が歴然としてあるからこそ、私は、誰でも、いつ、どこでも、自分で簡単にできる10秒神経マッサージを開発したのです。

どんな僻地に住んでいても、どのような状況に置かれていても、自分の健康は自分で守る。それが10秒神経マッサージの目指すところです。マッサージをしながら、いつも頑張っている自分を認め、大切な体と向き合ってみてください。

痛みは自分で治すものです。年だから、とあきらめないでください。これからは痛みを感じた時点で、10秒神経マッサージをしてやわらげましょう。そして痛みに邪魔されることのない快適な生活を送ってください。この本を読んでくださったあなたは、すでにご自身でそれができるのですから。

富永喜代

著者紹介

富永喜代　（とみなが　きよ）
富永ペインクリニック院長。医学博士。日本麻酔科学会認定麻酔科専門医、産業医。1993年より、聖隷浜松病院などで麻酔科医として勤務し、延べ２万人を超える臨床麻酔実績を持つ。2008年には、愛媛県松山市に富永ペインクリニックを開業、ヘバーデン結節外来を開設する。経済産業省「平成26年度 健康寿命延伸産業創出推進事業」を委託され、新しい痛み医療のリーダーとして注目される。著書は『こりトレ』（文藝春秋）、『気力をうばう「体の痛み」がスーッと消える本』（アスコム）など累計20万部。『中居正広の金曜日のスマたちへ』などテレビ出演多数。

ヘバーデン結節《けっせつ》、腱鞘炎《けんしょうえん》、関節《かんせつ》リウマチ…
手《て》のしびれ・指《ゆび》の痛《いた》みが一瞬《いっしゅん》で取《と》れる本《ほん》

2018年12月20日　第１刷
2019年７月15日　第４刷

著　者　富《とみ》永《なが》喜《き》代《よ》

発行者　小澤源太郎

責任編集　株式会社 プライム涌光
電話　編集部　03(3203)2850

発行所　株式会社 青春出版社
東京都新宿区若松町12番１号 〒162-0056
振替番号　00190-7-98602
電話　営業部　03(3207)1916

印　刷　中央精版印刷　　製　本　大口製本

万一、落丁、乱丁がありました節は、お取りかえします。
ISBN978-4-413-23109-1 C0047

青春出版社の四六判シリーズ

マッキンゼーで学んだ
感情コントロールの技術
大嶋祥誉

時空を超える 運命のしくみ
望みが加速して叶いだすパラレルワールド〈並行世界〉とは
越智啓子

すべてを手に入れる 最強の惹き寄せ
「パワーハウス」の法則
もはや、「見る」だけで叶う!
佳川奈未

金龍・銀龍といっしょに
幸運の波に乗る本
願いがどんどん叶うのは、必然でした
Tomokatsu／紫瑛

ほめられると伸びる男×
ねぎらわれるとやる気が出る女
95%の上司が知らない部下の取扱説明書
佐藤律子

「私を怒らせる人」が
いなくなる本
園田雅代

わがまま、落ち着きがない、マイペース…
子どもの「困った」が才能に変わる本
“育てにくさ”は伸ばすチャンス
田嶋英子

ヘバーデン結節、腱鞘炎、関節リウマチ…
手のしびれ・指の痛みが
一瞬で取れる本
富永喜代

採点者はここを見る!
受かる小論文の絶対ルール 最新版
試験直前対策から推薦・AO入試まで
樋口裕一

※以下続刊

お願い　ページわりの関係からここでは一部の既刊本しか掲載してありません。
折り込みの出版案内もご参考にご覧ください。